Charles E. Stuart   Gnathologische Zahnpräparation

Gnathologische Zahnpräparation

von Charles E. Stuart, D.D.S.
School of Dentistry
Postgraduate Education
University of California
San Francisco Medical Center

Übersetzt und herausgegeben von
Dr. Axel Bauer, Düsseldorf

Quintessenz Verlags-GmbH 1986
Berlin, Chicago, London, São Paulo und Tokio

Titel der englischsprachigen Originalausgabe:
„Gnathologic Tooth Preparation"

Dieses Werk ist urheberrechtlich geschützt. Jede Verwertung außerhalb der engen Grenzen des Urheberrechtsgesetzes ist ohne Zustimmung des Verlags unzulässig und strafbar. Das gilt insbesondere für Vervielfältigungen, Übersetzungen, Mikroverfilmungen und die Einspeicherung und Verarbeitung in elektronischen Systemen.

Copyright © 1986 by Quintessenz Verlags-GmbH, Berlin

Lithographieherstellung: Time Scan, Leinfelden
Satz und Druck: F.W. Wesel, Baden-Baden
Bindearbeiten: B. Helm, Berlin

ISBN 3-87652-051-7

Vorwort

Diese Schrift ist das Ergebnis von mehr als 60 Jahren Erfahrung auf dem Gebiet der Zahnheilkunde. Kurz nachdem ich 1920 in die University of Southern California, School of Dentistry, eingetreten war, lernte ich einen der ganz Großen in der Zahnheilkunde kennen, nämlich Dr. B. B. *McCollum.* Er hatte zwar selbst die Universität erst 13 Jahre zuvor verlassen, war jedoch bereits innerhalb der Vereinigten Staaten von Amerika als ein ausgezeichneter Zahnarzt bekannt. Schon bei meinem ersten Zusammentreffen mit diesem Mann war ich besonders davon beeindruckt, wie einleuchtend und überzeugend er seine Ansichten vertrat.

Zu dieser Zeit war *McCollum* Abgesandter und Führer der Delta-Sigma-Delta-Greek-Letter-Bruderschaft. Seine Führung der Studenten bewirkte, daß viele von ihnen später ausgezeichnete Zahnärzte wurden. Nicht ihre Mitgliedschaft in der Bruderschaft führte hierzu, sondern es war seine großartige Auffassung von Idealismus, Ethik und Disziplin, die Dr. *McCollum* den jungen Studenten vermittelte. Allerdings beruhte die Bruderschaft ohnehin auf hohen beruflichen Prinzipien.

Dr. *McCollums* Einfluß auf mich führte zu einer engen Zusammenarbeit mit ihm in der gnathologischen Forschung, deren Ergebnisse später die besten Zahnärzte der Welt zu begeistern vermochten. Dr. *McCollum* hat Gnathologie mit den folgenden Worten definiert: „Gnathologie ist die Wissenschaft, die das Kausystem behandelt, das heißt die Morphologie, Anatomie, Histologie, Physiologie, Pathologie und die Therapien des Oralsystems, besonders der Kiefer und Zähne und deren lebenswichtige Beziehungen zum Rest des Körpers."

Aber zur Gnathologie gehören ebenfalls die höchsten Prinzipien der menschlichen Ethik und des Berufes. Gnathologie beinhaltet das Praktizieren der Zahnheilkunde mit dem Besten, das in dieser Kunst und Wissenschaft bekannt ist. Es schließt keinesfalls ein: Unfähigkeit, Ausreden, mangelnde Begabung und das Fehlen von Handfertigkeit bei der Behandlung des Kausystems.

Inhaltsverzeichnis

Kapitel 1
Genaue Diagnose und Behandlungsplan   9

Kapitel 2
Die Bestimmungsmerkmale der Okklusion   33

Kapitel 3
Die Prinzipien der okklusalen Korrektur   49

Kapitel 4
Überbiß der Frontzähne und Betrachtungen zur posterioren
und anterioren Disklusion   73

Kapitel 5
Grundprinzipien der Zahnpräparation   101

Kapitel 6
Die gnathologische Zahnpräparation   121

Kapitel 7
Das gnathologische Ziel   149

Kapitel 1

Genaue Diagnose und Behandlungsplan

Um die richtige Zahnpräparation zur Erstellung einer organischen Okklusion klar zu beschreiben, ist es notwendig, die Einzelteile, zu denen Aussagen gemacht werden sollen, zu definieren und zu erläutern.
Das endgültige Ziel der Behandlung ist, eine organische Okklusion zu erhalten. Sie ist definiert als eine Okklusion mit voller Verzahnung der Kiefer und einer rückwärtigen, kranialen und nicht seitenverschobenen Kondylenposition. Jeder weitere Kontakt zwischen Unter- und Oberkieferzähnen besteht zwischen den Frontzähnen, dieses jedoch außerhalb des Kauzyklus oder der Funktion des Unterkiefers beim Sprechen oder bei der Mimik, sondern bei einer diagnostischen Testbewegung des leeren Mundes.
Diese Relationen sind also keine Kaubewegungen, sondern sind außerhalb der Kaubewegung gelegene diagnostische Testbewegungen des leeren Mundes. Es sind Testbewegungen, die wir zur Kontrolle der organischen Okklusion und der organischen Disklusion durchführen können, indem wir den Mund untersuchen. Wesentlich exakter ist dies jedoch an sauber in entsprechend geeignete Artikulatoren montierten Modellen möglich (Abb. 1 und 2).
Zu Anfang müssen wir die Genauigkeit unserer Modelle untersuchen. Der beste Test besteht darin, mit Kompositionsmasse auf einer Bißgabel oben und unten eine Matrize zu formen. Die Kompositionsmasse auf der Bißgabel wird zurückgeschnitten, so daß nur die Spitzen der Höcker und der Frontzähne übrigbleiben. Die Genauigkeit dieser Abdrücke wird erhöht, indem in die Impressionen der Zähne in die Kompositionsmasse eine Zinkoxideugenolpaste gegeben wird, um somit noch besser die Qualität von Ober- und Unterkiefermodellen testen zu können (Abb. 3 bis 7).
Nachdem die terminale Scharnierachse bestimmt und die Achsen-anteriorer-Referenzpunkt-Ebene etabliert und markiert worden ist, kann die gleiche Bißgabel mit einem Gesichtsbogen benutzt werden, um die Achsen-Zahn-Relationen des Patienten in den Artikulator zu übertragen, in den das obere Modell montiert wird (Abb. 8 bis 14).
Zentrische Registrate werden genommen und auf ihre Genauigkeit kontrolliert. Für eine volle Diagnose und den Behandlungsplan sollten mindestens drei Modellsätze mit den kontrollierten zentrischen Registraten kreuzmontiert werden (Abb. 15 bis 18).
Die exzentrischen Relationen dieser in Zentrik montierten Modelle können erhalten werden, indem man entweder sogenannte Positonsregistrate benutzt (siehe Abb. 40 bis 44) oder – genauer – indem man die exzentrischen Bewegungen mit einem dreidimensionalen Meßinstrumentarium registriert. Indem man dieses Meßinstrumentarium sauber mit dem

Genaue Diagnose und Behandlungsplan

Artikulator (auch Computer genannt) verbindet, kann man die gesamten exzentrischen Abläufe der Unterkieferbewegungen in diesen Artikulator übertragen. Jetzt beinhalten die montierten Modelle Informationen über Bestimmungsmerkmale der Leisten- und Furchenrichtungen, über die Bestimmungsmerkmale der Höckerhöhen und Fossatiefen, über die Bestimmungsmerkmale des Verhältnisses des horizontalen zum vertikalen Überbiß der Frontzähne und alle Relationen sowohl des Schlusses von Unterkieferzähnen gegen die Oberkieferzähne in zentrischer Relation als auch alle Relationen des exzentrischen Kontaktes der Zähne (Abb. 19 bis 36).

Drei Sätze von Modellen werden montiert. Der erste Satz kann als Anfangsstatus aufgehoben werden. Der zweite Satz von Modellen kann für die okklusale Korrektur, wie sie später beschrieben wird, benutzt werden (Abb. 37 bis 40). Der dritte Modellsatz kann benutzt werden, um diagnostische Präparationen durchzuführen. Dieser dritte Satz mit den diagnostischen Präparationen wird doubliert und mit einem Registrat, welches von den Präparationen im Artikulator genommen wurde, wieder in einen Artikulator montiert. Auf diesem Duplikatmodell der Präparationen kann das diagnostische Aufwachsen vorgenommen werden (Abb. 45 bis 61).

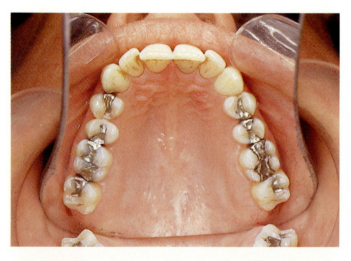

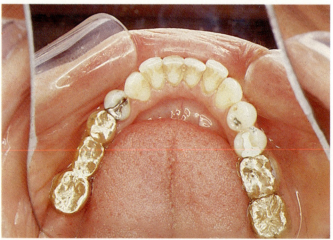

Abb. 1 und 2   Die Bezahnung dieses Patienten wird als ein Beispiel für mehr als 30jährige mittelmäßige zahnärztliche Behandlung gezeigt. Die Behandlung wurde in der kleinsten Vertikalposition des Patienten durchgeführt, welche mit der Zeit immer mehr aus der zentrischen Okklusion des Unterkiefers nach anterior verlagert worden ist. Wird eine Behandlung in einer Verzahnung, die nicht in zentrischer Relation liegt, durchgeführt, werden die Restaurationen unweigerlich die vorhandene Malokklusion fortsetzen und vergrößern. Die Restaurationen werden hierbei in einer vorverlagerten Position des Unterkiefers plaziert. Bewegen sich die Kondylen vorwärts, so bewegen sie sich ebenfalls abwärts. Dies senkt den Unterkiefer und seine Zähne ab. Restauriert nun der Zahnarzt die Zähne, so daß sie mit dem Gegenkiefer Kontakt haben, so werden die Restaurationen durch das Absenken des Unterkiefers unweigerlich zu hoch.

Abbildung 2

Genaue Diagnose und Behandlungsplan

Abb. 3   Die Adaptation der Bißgabel im Mund. Sie wurde mit 2–3 mm Kompositionsmasse beschichtet. Die Oberfläche der Kompositionsmasse wird erhitzt und erweicht. Das an der Bißgabel anliegende Material ist hart. So wird ein sauberer Abdruck der Höckerspitzen der Oberkiefer- und Unterkieferkauflächen erreicht. Die Kompositionsmasse wird zurückgeschnitten, so daß nur Höckerspitzen im Abdruck zu sehen sind. Die Eindrücke werden durch Applikation einer feinen Zinkoxidpaste, wie in den Abbildungen 4 und 5 gezeigt, verfeinert.

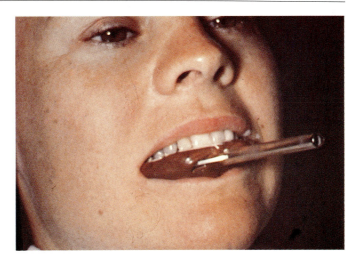

Abb. 4 und 5   Die Ober- und Unterkieferflächen der korrigierten Bißgabel. Jeder Überschuß von Zinkoxidpaste wird beseitigt, so daß bei dem Aufsetzen der Modelle keine Schmutzpartikel in den Abdrücken eingeschlossen werden können. Diese Abdrücke der Okklusalflächen der Zähne können genutzt werden, um die später in den Artikulator zu montierenden Modelle auf ihre Genauigkeit zu überprüfen.

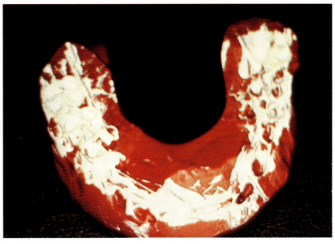

Abbildung 4

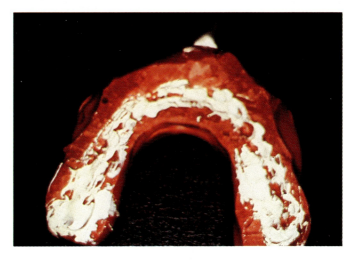

Abbildung 5

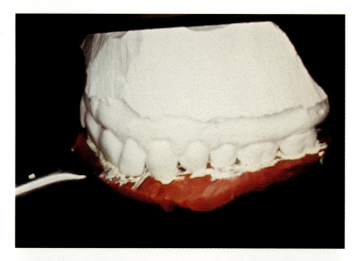

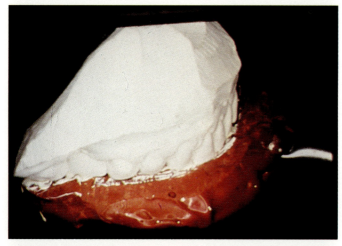

Abb. 6 und 7 Die Ober- und Unterkiefermodelle, welche in den Artikulator montiert werden sollen, werden in die Impression der Bißgabel gesetzt. Jede Abweichung der Paßgenauigkeiten dieser Modelle kann nun gesehen werden. Modelle können oft wegen ihrer Ungenauigkeiten nicht benutzt werden. Schlechte Modelle führen zu inkorrekter Artikulatormontage. Sie werden nicht sauber in die Abdrücke der späteren zentrischen Bißnahme passen. Oftmals schaukeln Modelle durch Ungenauigkeiten in den Abdrücken der Bißgabel. Ist bei der Unterkieferabdrucknahme der Mund des Patienten zu weit offen oder zu weit in Protrusion, so kann das zu zu schmalen Modellen führen. Dies kann die Region zwischen den beiden zweiten Molaren von Kieferseite zu Kieferseite um mehr als 1 mm schmälern.

Abbildung 7

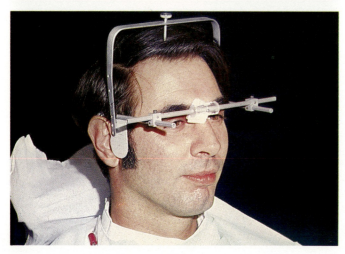

Abb. 8 Um für einen festen Hintergrund, gegen den die terminale Scharnierachse des Unterkiefers lokalisiert werden kann, zu sorgen, wird ein Kopfbogen benutzt. Er wird mit Platten, die mit Millimeterpapier beklebt worden sind, zusammengebracht und fest in der Präaurikulargegend fixiert. Der Bogen liegt auf dem Naseon auf und wird durch ein Gummiband, das um den rückwärtigen Teil des Schädels liegt, in Position gehalten. Diese Platten werden weiterhin durch einen justierbaren Bogen oberhalb des Schädels fixiert. Hiermit wurde eine ziemlich feste Unterstützung angelegt, so daß die terminale Scharnierachse des Unterkiefers auf beiden Seiten lokalisiert werden kann.

Genaue Diagnose und Behandlungsplan

Abb. 9   Ein justierbarer Gesichtsbogen wird fest mit den Unterkieferzähnen und so mit den Kondylen verbunden. In der Gegend der Kondylen vereinfachen Registernadeln, welche gegen den festen Hintergrund arbeiten, die Lokalisation des Rotationszentrums, das heißt der Öffnungs- und Schließachse auf beiden Seiten. Als die Mitglieder der gnathologischen Gesellschaft dazu übergingen, die rückwärtigste Position der Öffnungs- und Schließachse als zentrische Relation zu benutzen, war dies der erste Schritt, Unterkieferrelationen richtig zu verstehen. Es war das erste Mal, daß eine Basislinie benutzt worden ist.

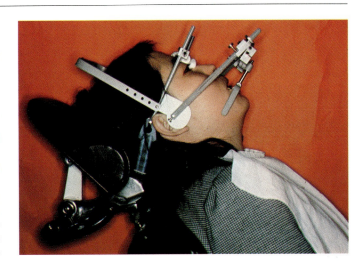

Abb. 10 und 11   Nachdem die Achse oder das Bewegungszentrum auf der rechten und der linken Seite lokalisiert worden ist, wird der Hintergrundkopfbogen entfernt. Der Patient setzt sich nun aufrecht und ohne Kontakt mit der Kopfstütze, die Achsennadel wird einige Millimeter einwärts bewegt, um die Achsenlokalisation auf der Haut zu markieren. Hierbei kann etwas Blei von einem Stift auf die Spitze dieser Nadel gebracht werden, um so die Lokalisation der Achse auf der Haut besser sichtbar zu machen. Diese Punkte können permanent mittels einer kleinen Menge von Tätowierflüssigkeit, die in die Haut gebracht wird, tätowiert werden.

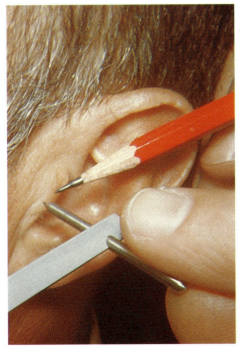

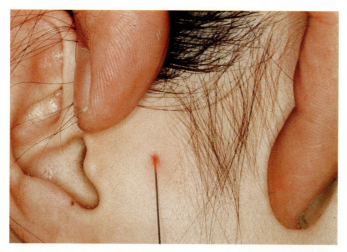

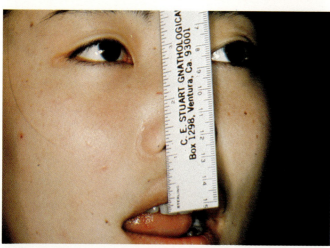

Abb. 12 Nachdem die Position der Scharnierachse permanent markiert worden ist, ist es notwendig, eine dritte Markierung auf die rechte Seite der Nase in einen möglichst unbeweglichen Hautteil zu setzen. Dieser dritte Punkt liegt 54 mm über der Inzisalkante des rechten oberen ersten Frontzahnes. Dies ist etwa der untere Rand der Orbita. Der dritte Punkt definiert zusammen mit den rechten und linken Austrittstellen der terminalen Scharnierachse die Achse-anteriorer-Referenzpunkt-Ebene. Die Position 54 mm über der Inzisalkante ergibt eine sehr gute Position der Modelle zwischen den Ober- und Unterkieferanteilen des Artikulators.

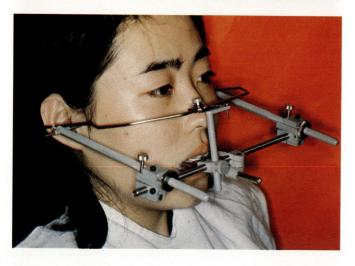

Abb. 13 Die Bißgabel, die in den Abbildungen 3 bis 7 zu sehen war, liegt hier zwischen den Zähnen des Patienten. Sie ist mit Quer- und Seitenarmen montiert, wobei rechter und linker Achsenpunkt und der anteriore Referenzpunkt als Basis benutzt werden. Nun können die Relationen des Oberkiefers des Patienten zu dieser Achse-anteriorer-Referenzpunkt-Ebene in den Artikulator übertragen werden. Jeder Oberkieferzahn hat im Raum eine dreidimensionale Position, denn er hat einen bestimmten Abstand von der Achse, von der Achse-anteriorer-

Genaue Diagnose und Behandlungsplan

Referenzpunkt-Ebene und von der Mittsagittalebene.

Abb. 14 Das Oberkiefermodell des Patienten wurde in die oberen Eindrücke der Bißgabel gesetzt. Die Achse des Patienten wurde in Übereinstimmung mit der Achse des Artikulators gebracht. Die Achse-anteriorer-Referenzpunkt-Ebene des Patienten wurde zum oberen Teil des Artikulators parallelisiert. Auf diese Weise wurden die Relationen des Oberkiefers zur Achse-anteriorer-Referenzpunkt-Ebene vom Patienten in den Artikulator übertragen.

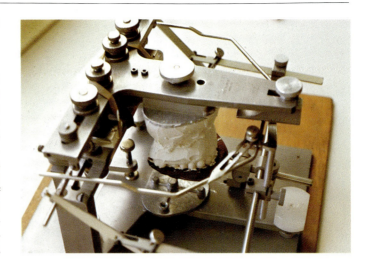

Abb. 15 und 16 Mit Hilfe eines zentrischen Registrates kann das Unterkiefermodell montiert werden. Wie gezeigt, werden die horizontale Öffnungs- und Schließachse und die vertikale Achse, um die laterale Bewegungen ausgeführt werden, in den Artikulator übertragen. Vorübergehend kann die vertikale Achse auf einen Abstand von 17mm innerhalb der Austrittsstellen unserer terminalen Scharnierachse eingestellt und später nach Registrierung der Unterkieferbewegungen korrigiert werden. Der Artikulator mit den montierten Modellen wird zum Duplikat unseres Kauapparates. Die Zähne in richtiger Position zum Kiefergelenk und ihre Bewegungen sind eine Simulation der Gegebenheiten im Schädel.

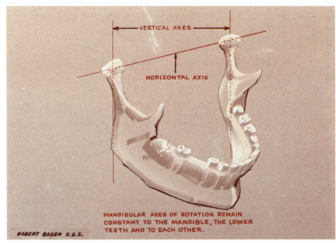

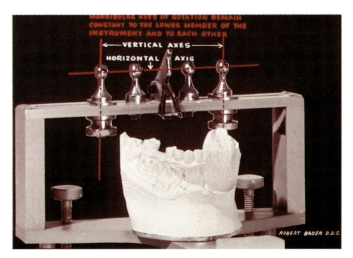

Abbildung 16

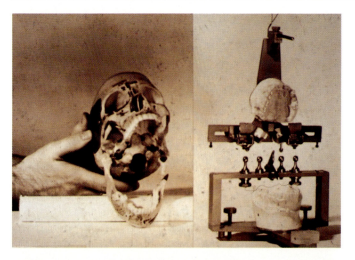

Abb. 17 Der Artikulator wird mit den montierten Modellen zum Spiegelbild des Kauapparates. Die Zähne stehen in richtiger Relation zum Kiefergelenk und ihre Bewegungen simulieren die Bewegungen der Zähne im Schädel.

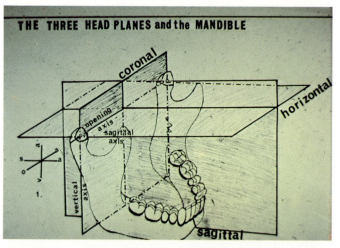

Abb. 18 Wenn wir die Achse-anteriorer-Referenzpunkt-Ebene des Patienten in den Artikulator übertragen, dann wird somit eine gedachte Horizontalebene konstruiert. Hierauf können die Bewegungen des Unterkiefers und der Zähne aus der Vogelperspektive oder von unten projiziert werden. Eine weitere Ebene im rechten Winkel zur Horizontalebene und vertikal durch die Scharnierachse wird errichtet: die Koronal- oder Frontalebene. Auf diese projiziert, können Unterkiefer- und Zahnbewegungen von vorne oder von hinten gesehen werden. Eine dritte Ebene wird vertikal und im rechten Winkel zu den beiden anderen Ebenen errichtet: die Sagittalebene. Auf diese kann von beiden Seiten projiziert werden.

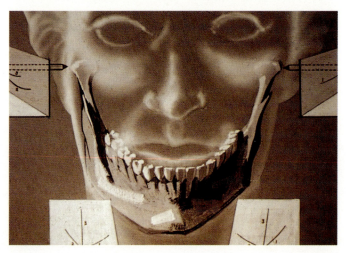

Abb. 19 In diesem Schema wurden sechs Schreibplatten rund um den Unterkiefer angebracht, um die Kondylenbewegungen zu erfassen. Die beiden frontalen, horizontalen Platten zeigen die Bewegungen der Rotation um den näher und weiter gelegenen Kondylus, um hiermit die genaue Plazierung der Rotationszentren zu ermitteln.

Genaue Diagnose und Behandlungsplan

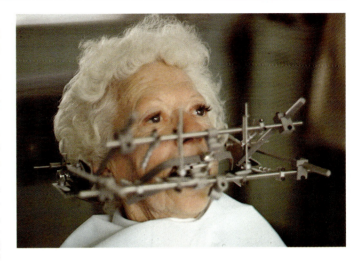

Abb. 20   Das Unterkieferbewegungsaufzeichnungsgerät hat Grenz- und Zwischenbewegungen der Kondylen des Patienten aufgezeichnet. Mit großer Sorgfalt wurden die Grenzbewegungen aufgezeichnet, so daß der Artikulator, wenn er in Übereinstimmung mit diesen Aufzeichnungen gebracht wird, auch die volle Bewegungskapazität des Unterkiefers des Patienten besitzen wird. Der Artikulator wird jedoch auch Bewegungen, die nicht Grenzbewegungen sind, speichern können. Das bedeutet allerdings, daß, wenn die volle Bewegungsmöglichkeit des Patienten nicht registriert worden ist, der Artikulator auch nicht die volle Bewegungsmöglichkeit des Patienten reproduzieren kann.

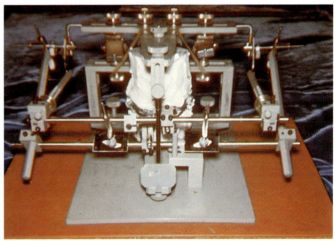

Abb. 21   Das Unterkieferaufzeichnungsgerät ist mit dem Artikulator (oder gnathologischen Computer) verbunden worden. Die Informationen der Grenz- und Zwischenbewegungen werden in den Artikulator eingegeben. Dieser ähnelt einem Analogcomputer, da er analog für einen bestimmten Patienten wird. Werden Modelle des Patienten in den Artikulator in einer den Verhältnissen am Patienten entsprechenden Position montiert, so werden alle Bestimmungsmerkmale für Leisten- und Furchenrichtung, für Höckerhöhe und Fossatiefe, für das Verhältnis des horizontalen zum vertikalen Überbiß der Frontzähne und alle Schließrelationen des Unterkiefers in zentrischer oder exzentrischer Relation produziert.

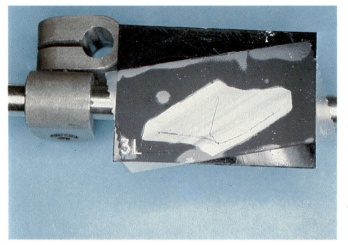

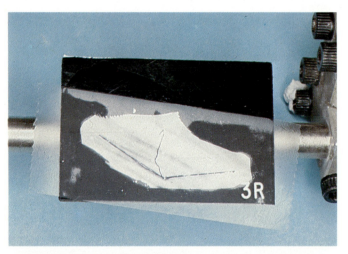

Abb. 22 und 23 Die rechten und linken horizontalen frontalen Aufzeichnungsplatten. Sie zeigen das Resultat der Rotation um den näher und ferner gelegenen Kondylus. Diese Aufzeichnungen sind konzentrisch zu den Furchen auf den Unterkieferzähnen. Die Querlinien nach median gehören zu den lingualen Arbeitsfurchen der Unterkiefermolaren. Die Schräglinien auf den äußeren Seiten gehören zu den Leerlauffurchen der unteren Molaren. Diese Linien können als eine Kontrolle für die Lage der Rotationszentren und auch für die Mediotrusions-(Bennett-)Bewegung des Unterkiefers benutzt werden. Die nach hinten laufenden Linien sind das Resultat der Protrusionsbewegung der Kondylen.

Abbildung 23

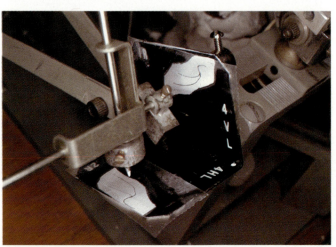

Abb. 24 Aufzeichnungen der vergrößerten Kondylarbewegungen durch ein reibungsloses Gerät. Die Kondylen bewegen sich nicht in der hier gezeigten Weise, jedoch zeigt die Aufzeichnung, daß der Patient eine Seitwärtsbewegung mit großer Mediotrusion (Immediate Sideshift) durchführt und daß der Arbeitskondylus sich nach außen und vorwärts (Lateroprotrusion) und außen aufwärts (Laterosurtrusion) bewegt.

Genaue Diagnose und Behandlungsplan

Abb. 25 und 26 Wenn der Artikulator richtig auf die Aufzeichnungen eingestellt worden ist, folgen die Nadeln den Linien, welche vom Patienten in Grenz- und Zwischenbewegungen des Unterkiefers aufgezeichnet worden sind.
Abbildung 25 zeigt die Nadeln auf den Protrusionslinien und Abbildung 26 auf den lateralen Linien. Die Reproduktionen der Kondylarbewegungen sind sehr wichtig, wenn eine ordentliche Diagnose und Behandlung durchgeführt werden soll. Sie werden das Verständnis für die richtige Behandlung und die Präparation der Zähne bei der Rehabilitation des Mundes unterstützen.

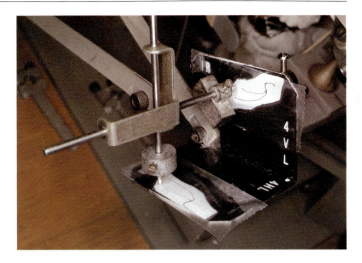

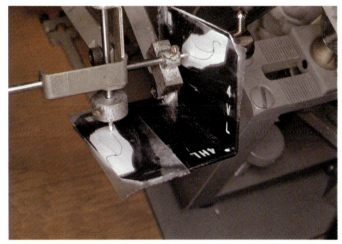

Abb. 27 Die Fossa, welche die Kondylen führt. Die Eminentia kann ausgewählt werden, damit sie in ihrer geometrischen Form annähernd der anatomischen Kontur der Eminentia des Patienten entspricht. Weiterhin können Fossa und Eminentia durch Einschleifen oder Zufügen von Kunststoff so verändert werden, daß sie die Anatomie des Patienten wirklichkeitsgetreu wiedergeben. Hiermit wird der Artikulator nicht nur zu einem mechanischen, sondern auch zu einem individuellen Duplikat. Die Fossa führt den Arbeitskondylus bei seinen Auswärtsbewegungen, seien sie nun auswärts und vorwärts (Lateroprotrusion) oder auswärts und rückwärts (Lateroretrusion). Sie führt aber auch den Kondylus in eine Bewegung auswärts und aufwärts (Laterosurtrusion) oder auswärts und abwärts (Laterodetrusion).

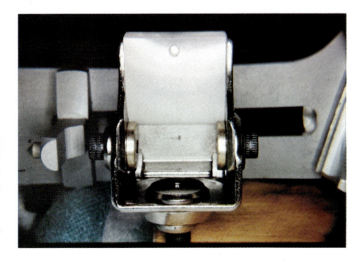

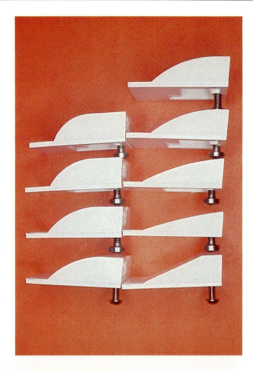

Abb. 28 Neun Paar Fossaeinsätze werden mit dem Instrument geliefert, um so geometrisch eine Ähnlichkeit mit der Eminentia des Patienten zu erreichen. Weiterhin können Veränderungen durch Einschleifen oder Addition von Kunststoff vorgenommen werden, um so die Fossa und die Eminentia zu einem anatomischen Duplikat des Patienten zu gestalten. Die richtige Konfiguration von Fossa und Eminentia wird im Artikulator gespeichert.

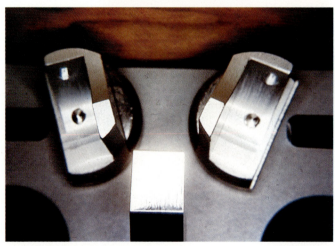

Abb. 29 Kontrolle der Mediotrusion (Bennett-Bewegung). Eine große Schraube erlaubt die Einstellung des Mediotrusionswinkels. Diese Einstellung simuliert die innere Begrenzung der Fossa glenoidalis. Die mediane Wand der Fossa glenoidalis begrenzt nicht die Bewegungen der Mediotrusion, wir tun aber so, als wäre dies der Fall. Normalerweise ist die Mediotrusion von Faszien oder Bändern eingeschränkt, die wir nicht duplizieren können.

Genaue Diagnose und Behandlungsplan

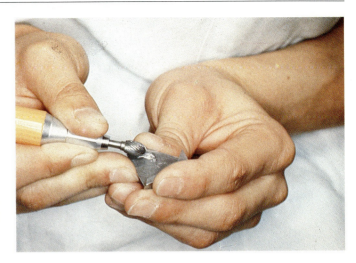

Abb. 30 Der Ablauf der Mediotrusionsbewegung wird für den Patienten durch die Aufzeichnungen, die in den Abbildungen 20 und 21 gezeigt worden sind, individuell erhalten. Das Einschleifen der Einsätze sorgt für eine Führung der Seitwärtsbewegung des Unterkiefers und für das richtige Maß an Transtrusion oder Seitwärtsbewegung des Unterkiefers bei der Rotation. Es wird ebenso wie die Einstellung der Eminentia im Artikulator festgehalten.

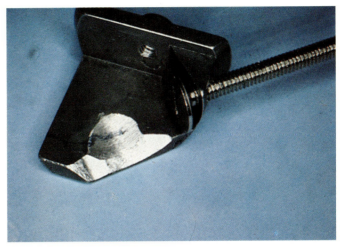

Abb. 31 Diese Mediotrusionsbegrenzung ist individuell eingeschliffen worden, um für das korrekte Maß von Transtrusion bei der Rotation des Unterkiefers zu sorgen. Zusammen mit der richtigen Einstellung der Rotationszentren und deren Bewegung wird diese Kontrolle die Vorschrift für die richtige Anlage der Leisten- und Furchenrichtung, der Höckerhöhe und Fossatiefe und des horizontalen und vertikalen Überbisses der Frontzähne geben.

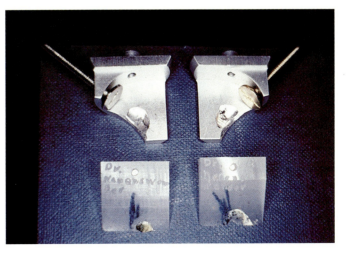

Abb. 32 Aus den Aufzeichnungen des Patienten wurden die Einstellungen individuell fertiggestellt. Man kann sagen, daß wir einen Artikulator oder Computer für jeden Patienten herstellen. Die Bewegungen des Unterkiefers sind unterschiedlich wie Fingerabdrücke. Es ist daher notwendig, ein korrektes Duplikat des stomatognathen Systems des Patienten zu besitzen, wenn man eine ordentliche Behandlung durchführen will. Der Name des Patienten wird auf die einzelnen Teile graviert.

Genaue Diagnose und Behandlungsplan

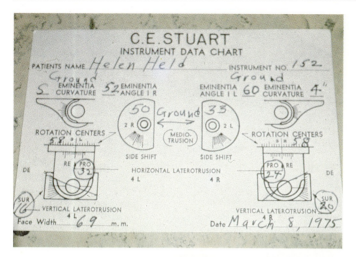

Abb. 33 Nachdem die erhaltenen Daten in den Artikulator eingegeben worden sind, werden die Einstellungen auf einer Datenkarte eingetragen, die für Nachkontrollen oder wiederholten Gebrauch des Artikulators benutzt werden kann. Die Einstellungen des Artikulators können auch 50 Jahre später noch benutzt werden. So lange, wie eine ordentliche Bezahnung erhalten bleibt, wurden von uns keine signifikanten Veränderungen der Gelenkbewegungen festgestellt.

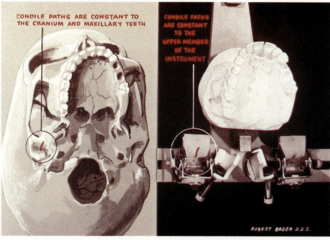

Abb. 34 Hier wird die Ähnlichkeit der Führungsflächen der Fossae glenoidales, des Schädels und des Führungssystems des Artikulators gezeigt. Diese Fossae stellen die Führung für die Unterkieferkondylen dar.

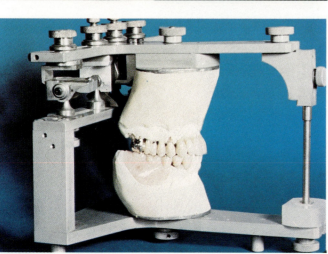

Abb. 35 Eine fertiggestellte Rehabilitation im Artikulator. Alle Modelle wurden in diesen Artikulator entsprechend den Markierungen von Scharnierachse und anteriorem Referenzpunkt am Patienten montiert. So haben wir am Patienten und am Artikulator dieselbe Basislinie, von der wir messen können. Der erste Satz Modelle, der montiert wurde, stellt den Anfangszustand dar; der zweite Satz wird benutzt, um diagnostische okklusale Korrekturen vorzunehmen; der dritte Satz kann benutzt werden, um eine diagnostische Zahnpräparation vorzunehmen. Duplikatmodelle dieser Präparationen werden dann montiert, und eine diagnostische Aufwachsarbeit kann vorgenommen werden, um vorwegzunehmen, wie die endgültige Behandlung aussehen soll. Arbeitsmodelle, Remontagemodelle und Korrekturmodelle sowie Modelle des endgültigen Zustandes können montiert werden. Auf diese Wei-

Genaue Diagnose und Behandlungsplan

se können die drei Hauptstufen der Behandlung vorgenommen werden: Instrumentation, Behandlungsablauf und Korrektur.

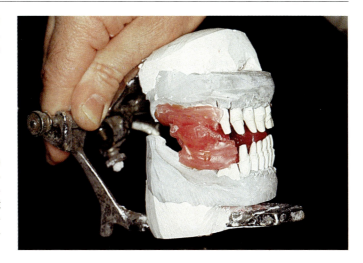

Abb. 36 Klar sieht man hier die Unzulänglichkeiten eines „Artikulators", in dem ein Großteil der Zahnheilkunde betrieben wird, anstatt mit fundiertem Wissen die Okklusalflächen der Zähne korrekt zu behandeln.

Abb. 37 und 38 Nachdem mehrere Sätze von Modellen in den Artikulator ordentlich montiert worden sind, kann ein Satz benutzt werden, um okklusale Korrekturen vorzunehmen. Die Okklusalflächen der Zähne werden mit einem roten, wasserlöslichen Stift bestrichen. Dann werden die Okklusalflächen mit einem weißen Spray überzogen. Jeder Zahnkontakt wird den weißen Spray durchdrücken. So können wir zwischen erwünschten und unerwünschten Kontakten unterscheiden, wie es im Kapitel über die okklusale Korrektur beschrieben wurde.

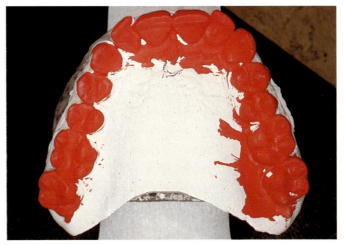

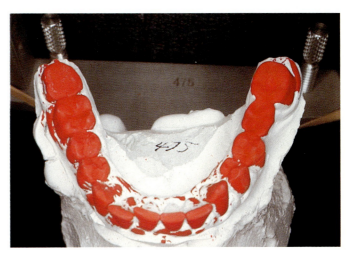

Abbildung 38

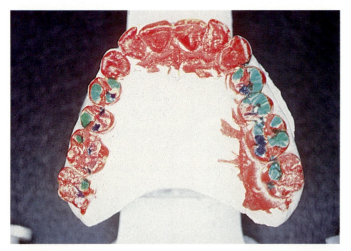

Abb. 39 und 40 Die beendete okklusale Korrektur wurde entsprechend den Instruktionen im Kapitel über die okklusale Korrektur vorgenommen. Jede Reduktion der Frontzähne wurde mit einem gelben Filzschreiber markiert. Die Reduktionen nach einer Arbeitsbewegung werden in Grün und nach einer Leerlaufbewegung in Blau markiert. Diese Korrekturen sorgen nicht nur dafür, daß die Seitenzähne in Zentrik schließen können, so daß nicht Präparationen unter Beibehaltung von deflektiven Kontakten durchgeführt werden, sondern sie sorgen auch für eine korrekte anteriore Disklusion.

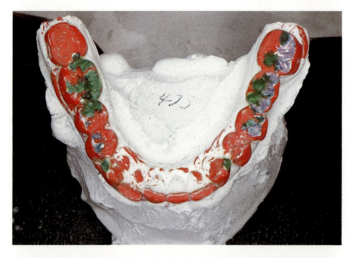

Abbildung 40

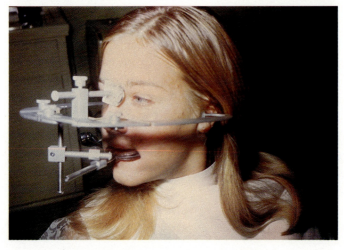

Abb. 41 Der Whip-Mix-Quick-Mount-Gesichtsbogen überträgt die ungefähre Öffnungs- und Schließachse. Der anteriore Referenzpunkt wird durch eine Glabella-Stütze fixiert. Der gesamte Gesichtsbogen wird mit der Okklusalfläche der Oberkieferzähne durch eine Bißgabel mit oberen und unteren Zahnimpressionen in Relation gebracht, so daß das Oberkiefermodell des Patienten hiermit übertragen werden kann.

Genaue Diagnose und Behandlungsplan

Abb. 42 Der Quick-Mount-Gesichtsbogen wird zum Artikulator durch Stifte an den äußeren Begrenzungen der Fossa auf jeder Seite in Relation gebracht. Diese Stifte passen in Löcher der Ohrstücke. Der obere Teil des Artikulators liegt auf dem Querbalken des Gesichtsbogens, und so wird die Achse-anteriorer-Referenzpunkt-Ebene vom Patienten in den Artikulator übertragen. Das Oberkiefermodell wird an die obere Montageplatte festgegipst. Das untere Modell wird über ein zentrisches Registrat ebenfalls mit Gips an der unteren Montageplatte befestigt. Die exzentrischen Bewegungen, geführt durch Eminentia und Mediotrusionskontrollen, werden mit Positionsregistraten eingestellt.

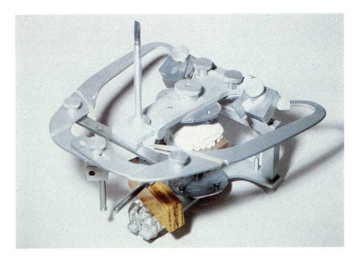

Abb. 43 Anlage von Zähnen und Kiefergelenken im Schädel. Gleiche Relationen des oralen Systems im Artikulator wie am menschlichen Schädel sind sichtbar.

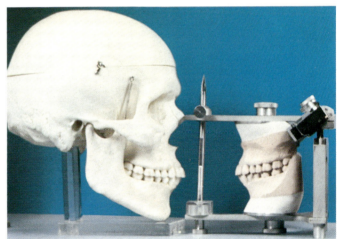

Abb. 44 Montierte Modelle und Schädel wurden übereinanderprojeziert. Es wird hier sehr gut demonstriert, wie mit einer ordentlichen Methode Diagnose, Behandlungsplan und andere Informationen von sauber montierten Modellen gewonnen werden können. Man beachte, wie die Achse-anteriorer-Referenzpunkt-Ebene und die zentrische Relation in den Artikulator übertragen werden. Besitzt der Behandler diese Informationen, kann er eine viel sicherere Diagnose und Behandlung durchführen.

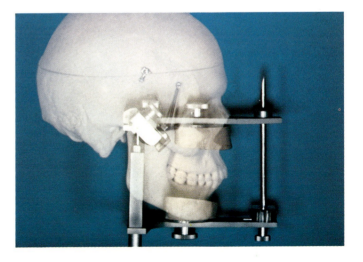

Genaue Diagnose und Behandlungsplan

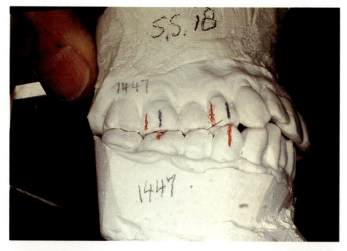

Abb. 45 und 46 Blick von der rechten und linken Seite des Gesichtsbogens. Die Modelle sind in Zentrik in den Artikulator montiert, sie befinden sich in maximaler Verzahnung. Diese Okklusion würden wir sehen, wenn die Modelle in ihrer maximalen Interkuspidation in der Hand gehalten würden; dies ist die gleiche Position wie die sogenannte prothetische zentrische Okklusion. Diese Position ist jedoch einzig und allein voll verzahnend und in keiner Weise in zentrischer Relation. Man beachte, daß in dieser Position die roten Linien der unteren Modelle in Übereinstimmung mit den blauen Linien der oberen Modelle stehen.

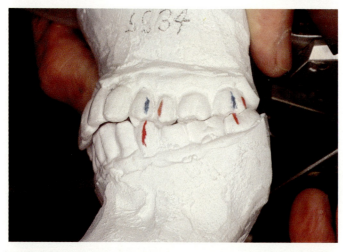

Abbildung 46

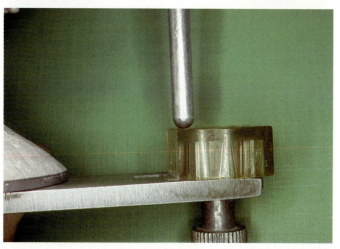

Abb. 47 Um die Vertikaldimension bei voller Verzahnung festzustellen, wird der anteriore Stützstift mit dem flachen Teil unseres Inzisaltellers in Berührung gebracht. Dann kann die Vertikaldimension der Okklusion festgehalten werden, und von hier aus können Aussagen über ein Beibehalten oder Verändern der Vertikaldimension gemacht werden.

Genaue Diagnose und Behandlungsplan

Abb. 48 und 49 Die rechte und linke Seite in Zentrik. Man beachte, daß hier in keiner Weise eine Verzahnung vorliegt. Dies resultiert aus der Tatsache, daß deflektive Interferenzen den Schließvorgang stoppen, bevor es zu einer gleichmäßigen Verzahnung kommt. Dies nennt man die zentrische Okklusion, d.h., es ist eine Okklusion, die in zentrischer Relation des Unterkiefers stattfindet. Man beachte, daß die roten Linien des unteren Modells mit den roten Linien des oberen Modells übereinstimmen.

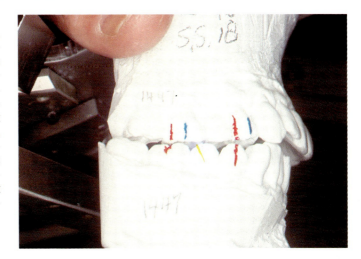

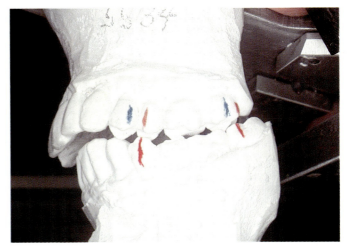

Abbildung 49

Abb. 50 Der Inzisalstift, der bei voller Verzahnung Kontakt mit dem Inzisalteller hatte, ist nun um mehrere Millimeter vom Inzisalteller entfernt. Die Okklusalflächen der Zähne bieten jetzt keine Möglichkeit der vollen Interkuspidation der Zähne in zentrischer Relation.

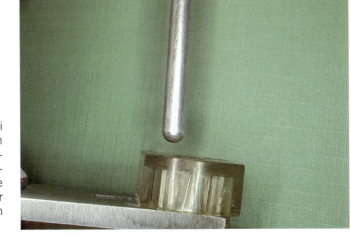

Genaue Diagnose und Behandlungsplan

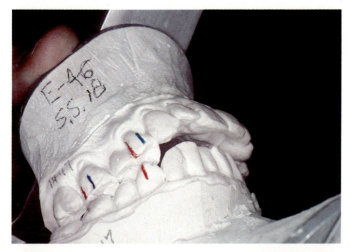

Abb. 51 Man sieht sehr deutlich, daß es bei diesem Kontakt in zentrischer Okklusion unmöglich ist, die exzentrischen Kontakte des Unterkiefers bei einem diagnostischen Test mit leerem Mund auf die Frontzähne zu übertragen. Zwischen oberen und unteren Frontzähnen darf in zentrischer Okklusion zur Erreichung einer organischen Okklusion allenfalls ein Abstand von 10 µm bestehen. Dies führt dazu, daß exzentrische diagnostische Testbewegungen mit leerem Mund sofort auf die Frontzähne übertragen werden.

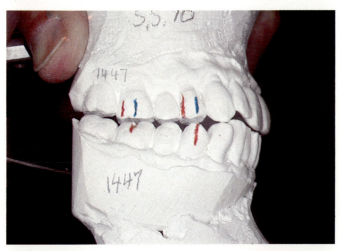

Abb. 52 und 53 Die rechte und linke Seite der montierten Modelle. Würde eine Präparation entsprechend der Rechts- und Linkslateralbewegung aus der habituellen, am meisten verzahnenden Position des Unterkiefers heraus erfolgen, so würde die bestehende Fehlokklusion weitergeführt und verschlimmert. Man beachte, daß die unteren roten Linien mit den oberen blauen Linien zusammentreffen. Das bedeutet, daß der Unterkiefer nach vorne geschoben werden muß, um seine richtige Vertikaldimension zu erreichen.

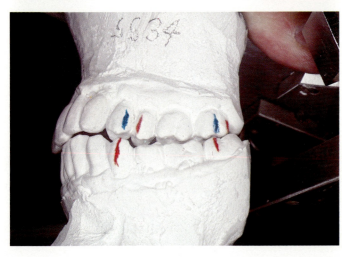

Abbildung 53

Genaue Diagnose und Behandlungsplan

Abb. 54 und 55 Rechte und linke Seite in zentrischer Okklusion. Die Zähne sollten mit ihren Erhebungen und Vertiefungen präpariert werden, so daß darauf eine organische Okklusion mit voller Verzahnung der Seitenzähne in zentrischer Relation erfolgen kann. Die richtige Reduktion der Zähne kann vorgenommen werden, damit eine entsprechende anteriore Reduktion zur Disklusion der Seitenzähne bei einer exzentrischen diagnostischen Testbewegung mit leerem Mund durch die Überkronung der Frontzähne vorgenommen werden kann.

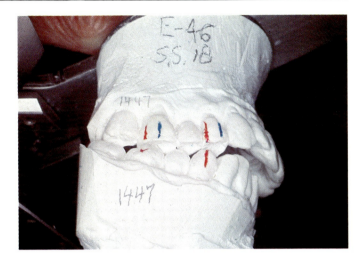

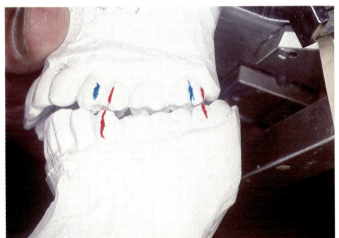

Abbildung 55

Abb. 56 und 57 Rechte und linke Seite der mit Gesichtsbogen und zentrischem Registrat montierten Modelle eines anderen Patienten in seiner habituellen Okklusion (anterior der zentrischen Relation). Die roten Markierungen zeigen die Anteriorverlagerung des Unterkiefers. Man könnte dies zentrische Okklusion nennen. Es ist die gleiche verzahnende Position, die erreicht würde, wenn wir die Modelle in ihrer bestmöglichen Verzahnung in der Hand halten würden. Die Kieferhälften stehen nicht in zentrischer Relation.

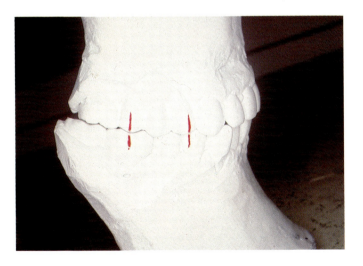

Genaue Diagnose und Behandlungsplan

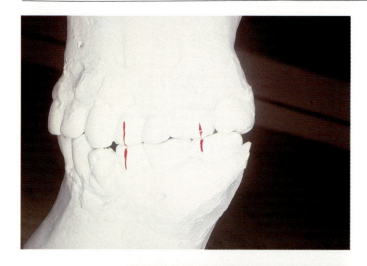

Abbildung 57

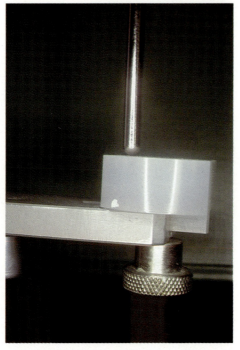

Abb. 58 Kontakt des Inzisalstiftes mit dem flachen Teil des Inzisaltellers bei Modellen in ihrer maximalen Verzahnung. Das Maß wird benutzt, um eine exakte Aussage über die Vertikaldimension machen zu können und um das Ausmaß der Interferenzen, die den Unterkiefer in zentrischer Relation an seiner maximalen Verzahnung hindern, beurteilen zu können.

Abb. 59 und 60   Der gleiche Patient wie in den Abbildungen 56 und 57, seine Modelle in zentrischer Okklusion (RKP = retrale Kontaktposition). Die blauen Markierungen an den unteren Zähnen zeigen – wenn man sie mit den roten Markierungen auf den oberen Zähnen zusammenbringt – das Ausmaß der Anteriorverlagerung des Unterkiefers, die nötig ist, um die Modelle in ihre volle Verzahnung zu bringen. Man sieht außerdem, daß die Frontzähne keine Möglichkeit für Kontakte zu einer anterioren Disklusion besitzen.

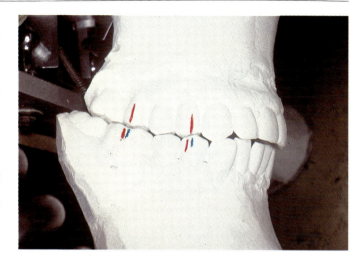

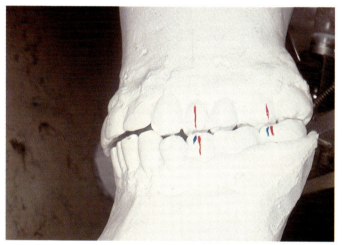

Abbildung 60

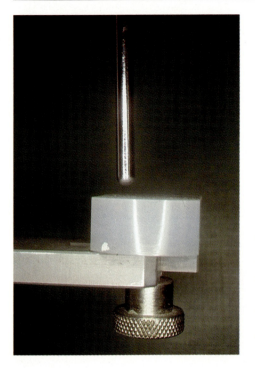

Abb. 61 Der Inzisalstift, der die Vertikaldimension bei größtmöglicher Verzahnung festgehalten hat, ist in zentrischer Okklusion durch Kontakte von Höcker zu Höcker außer Kontakt. Werden Seitenzahnrestaurationen in habitueller Okklusion anstatt in zentrischer Relation durchgeführt, so werden die restaurierten Zähne die vorhandene Malokklusion fortsetzen und vergrößern. Daher sollten bei der Diagnose die Zähne im Artikulator korrigiert und diese Korrekturen anschließend in den Mund des Patienten übertragen werden.

Kapitel 2

Die Bestimmungsmerkmale der Okklusion

In den Abbildungen 62 bis 77 werden die Grundbestimmungsmerkmale der okklusalen Leisten und Furchenrichtung gezeigt.

Die Grundbestimmungsmerkmale der okklusalen Höckerhöhe und Fossatiefe werden in den begleitenden Abbildungen 78 bis 95 gezeigt.

Wenn wir das stomatognathe System eingehend und genau anhand von exakt in einen Artikulator montierten Modellen studieren und die bestimmenden Anteile der Okklusion (die Gelenke, die Muskeln, die Nerven und die Okklusalflächen der Zähne) als gegeben betrachten, so werden wir feststellen, daß die Okklusalflächen der Zähne das Ergebnis von kondylären Bewegungen, der Okklusionsebene und dem Überbiß der Frontzähne sind. Die Okklusionsebene und ihr Einfluß auf Höckerhöhe und Fossatiefe ist dargestellt als Bestimmungsmerkmal für Höckerhöhe und Fossatiefe (Abb. 88 bis 91).

Der Überbiß der Frontzähne wird in der Diskussion der Bestimmungsmerkmale von Höckerhöhe und Fossatiefe und Leisten- und Furchenrichtung beschrieben.

Bestimmungsmerkmale der Okklusion:

I. Der Gebrauch von Höckern und Fossae bei der Planung der Okklusion

A Die angestrebte Struktur, also die organische Okklusion, wird erreicht durch maximale Interkuspidation in Zentrik, wobei eine sofortige exzentrische Disklusion der Seitenzähne bei diagnostischen Testrelationen zu erfolgen hat.

B Bei dieser Anlage verbieten die rückwärtigen Zähne Kontakt der Frontzähne in Zentrik und die Frontzähne verbieten Kontakt der rückwärtigen Zähne bei außerhalb des Zyklus gelegenen oder exzentrischen Testrelationen.

C In zentrischer Relation des Unterkiefers muß eine maximale Interkuspidation erfolgen (Abb. 96, 97, 115, 116, 126 und 127).

II. Bestimmungsmerkmale der Leisten- und Furchenrichtung (Achse-anteriorer-Referenzpunkt-Ebene)

A Stellung der Zähne im Schädel in Relation zum Rotationszentrum (Kondylus):

1. Je näher die Zähne beim Rotations- oder Dynamik-Zentrum anterio-posteriorwärts liegen, um so spitzer ist der Winkel zwischen Arbeits- und Leerlauffurche (Abb. 69 und 70).
2. Je näher die Zähne der Mittsagittalen des Schädels liegen, um so spitzer ist der Winkel zwischen Arbeits- und Leerlauffurche (Abb. 64 bis 67).
3. Je größer die Interkondylardistanz, um so mehr nach mesial liegen die Arbeits- und Leerlauffurchen im Oberkiefer, und um so mehr nach distal liegen sie im Unterkiefer (Abb. 64 bis 68).

4. Je kleiner der Interkondylarabstand, um so mehr nach distal liegen die Arbeits- und Leerlauffurchen im Oberkiefer, und um so mehr nach mesial liegen sie im Unterkiefer (Abb. 64 bis 68).

B Mediotrusion (Sideshift) des Unterkiefers (Leerlaufkondylus):

1. Je mehr Mediotrusion, um so mehr mesial liegen die Arbeits- und Leerlauffurchen auf den Unterkieferzähnen.
2. Je mehr Mediotrusion, um so mehr distal liegen die Arbeits- und Leerlauffurchen auf den Oberkieferzähnen (Abb. 70 und 71).
3. Je weniger Mediotrusion, um so mehr distal liegen die Arbeits- und Leerlauffurchen auf den Unterkieferzähnen.
4. Je weniger Mediotrusion, um so mehr mesial liegen die Arbeits- und Leerlauffurchen auf den Oberkieferzähnen (Abb. 69 und 71).

C Laterotrusion (Arbeitskondylus):

1. Je mehr Lateroprotrusion, um so mehr nach distal liegen Arbeits- und Leerlauffurchen auf den Unterkieferzähnen.
2. Je mehr Lateroprotrusion, um so mehr mesial liegen Arbeits- und Leerlauffurchen auf den Oberkieferzähnen (Abb. 75 und 77).
3. Je mehr Lateroretrusion, um so mehr mesial liegen die Arbeits- und Leerlauffurchen auf den Unterkieferzähnen.
4. Je mehr Lateroretrusion, um so mehr distal liegen die Arbeits- und Leerlauffurchen auf den Oberkieferzähnen (Abb. 76 und 77).

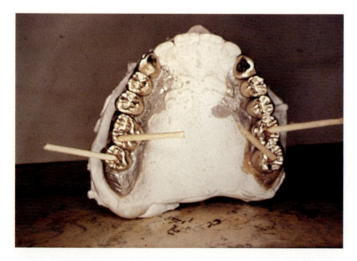

Abb. 62 Dieses Bild verdeutlicht die Lage der Arbeits- und Leerlauffurchen dieser Restauration. Die die Furchen verlängernden Stäbchen zeigen rechts und links palatinal in sehr verschiedene Richtungen. Das liegt daran, daß dieser Patient auf der rechten Seite mehr Mediotrusion (Sideshift) besaß als auf der linken. Je größer die Mediotrusion, um so distaler liegen die Furchen und Leisten der Oberkieferzähne und um so mesialer liegen diese Furchen und Leisten auf den Unterkieferzähnen.

Die Bestimmungsmerkmale der Okklusion

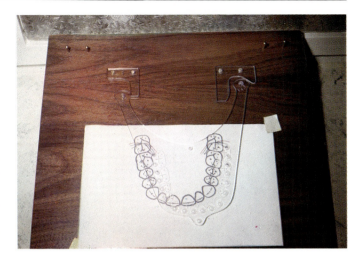

Abb. 63 Die drei Bestimmungsmerkmale für Leisten- und Furchenrichtung – projiziert auf die Horizontalebene – sind: die Position der Zähne im Schädel, die Mediotrusion und laterale Rotation des Unterkiefers, die Richtung, in der sich der Arbeitskondylus auf der Horizontalebene bewegt (horizontale Laterotrusion).

Abb. 64 und 65 Großer Abstand der Rotationszentren. In Abbildung 65 wurde eine Rechts- und Linkslateralbewegung des Unterkiefers durchgeführt und in Rot markiert.

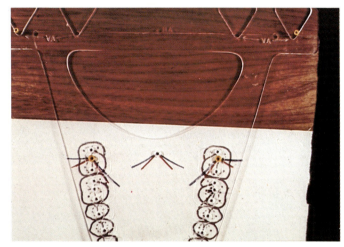

Abbildung 64

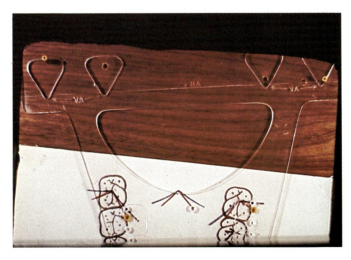

Abbildung 65

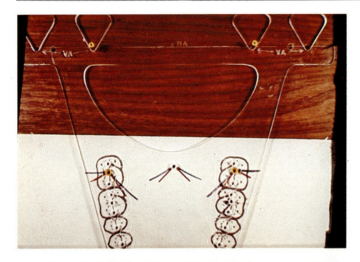

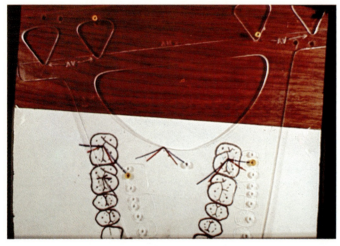

Abb. 66 und 67 Kleiner Abstand der Rotationszentren. In Abbildung 67 wurde eine Rechts- und Linkslateralbewegung des Unterkiefers durchgeführt und blau markiert. Man sieht einen großen Unterschied im Ablauf der Bögen. Das beweist, wie notwendig ein Gerät ist, an dem die Rotationszentren des vermessenen Patienten in die richtige Position gebracht werden können. Die Regel sagt: Je größer die Interkondylardistanz, um so distaler liegen die Leisten und Furchen auf den Oberkieferzähnen und um so mesialer liegen sie auf den Unterkieferzähnen. Man wird ebenfalls feststellen, daß, je näher ein Zahn der Mittsagittalen liegt, um so spitzer der Winkel der Furchen auf der Arbeits- und auf der Leerlaufseite ist. Je distaler ein Zahn liegt, oder je näher er an den Rotationszentren liegt, desto spitzer ist der Winkel zwischen der Arbeits- und der Leerlauffurche, und je weiter die Zähne vom Rotationszentrum entfernt liegen, desto flacher wird der Winkel zwischen Arbeits- und Leerlauffurchen.

Abbildung 67

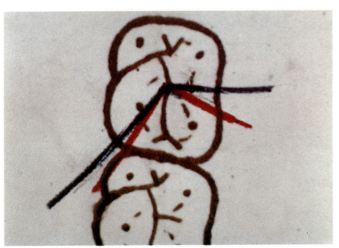

Abb. 68 Die großen Unterschiede bei der Anlage der Furchen, insbesondere der Arbeitsfurchen. Artikulatoren, die nicht in der Lage sind, die Rotationszentren entsprechend den Forderungen der vorgenommenen Registrierungen zu verändern, werden bei Benutzung für Restaurationen große Fehler produzieren. Trotzdem besitzen die wenigsten Artikulatoren diesen notwendigen Zusatz.

Die Bestimmungsmerkmale der Okklusion

Abb. 69 In Abbildung 69 verursacht eine Führung, die die Fossa glenoidalis darstellt, die blaue Linie bei einer Rechts- und Linkslateralbewegung. Auf den Oberkieferzähnen liegen diese Linien mehr mesial.

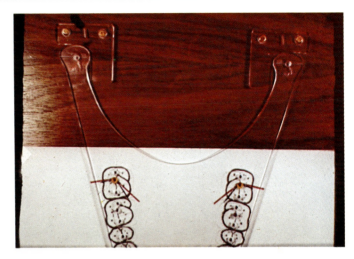

Abb. 70 Eine Führung mit mehr Seitwärtsbewegung, Mediotrusion oder Bennett-Bewegung. Die rote Linie wurde von dieser Kondylarbewegung gezogen. Je mehr Mediotrusion bei einer Unterkieferbewegung, um so mehr distal liegen die Leisten und Furchen auf den Oberkieferzähnen und um so mehr mesial liegen sie auf den Unterkieferzähnen.

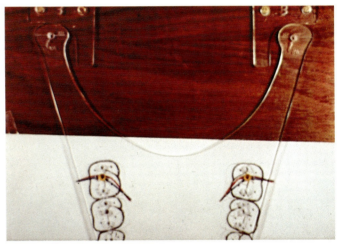

Abb. 71 Eine Vergrößerung der Linien, die durch die Führungen in den Abbildungen 69 und 70 gezogen worden sind, zeigt die große Differenz der schrägen Linien auf der linken Seite des Zahnes. Diese Linien laufen in den Zahn schräg hinein, da sie das Resultat der Rotation um den weiter weg gelegenen Kondylus sind. Der richtige Mediotrusionswinkel muß ermittelt werden, um für den gegenüberliegenden Höcker einen individuellen Disklusionsweg zu konstruieren. Benutzen Artikulatorhersteller und Zahnärzte Mittelwerte, so entstehen in Diagnose und Therapie große Fehler.

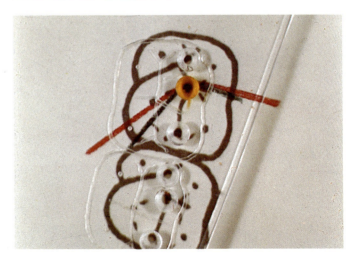

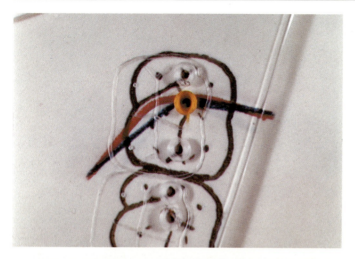

Abb. 72 und 73 Abbildung 72 zeigt eine Führung für eine Mediotrusion (Sideshift) mit einer Mittelwerteinstellung. Das Ergebnis ist elliptisch, wie es die blauen Linien zeigen. In Abbildung 73 wird eine individuelle Einstellung der Rotation und Seitwärtsbewegung des Unterkiefers gezeigt. Das Ergebnis sieht man in der roten Linie. Es gleicht dem Ergebnis, das durch Beschleifen eines individuellen Artikulatoreinsatzes erzielt würde, wie man es in den Abbildungen 30 bis 32 gesehen hat.

Abbildung 72

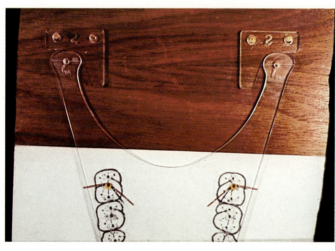

Abbildung 73

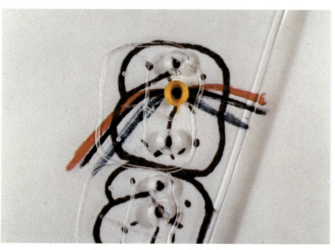

Abb. 74 Man sieht die großen Unterschiede zwischen Furchen, durch die Höcker laufen, wenn die Mediotrusionseinsätze beschliffen oder unbeschliffen sind. Für eine ordentliche Präparation und Restauration von Zähnen ist es außerordentlich wichtig, das Verhältnis von Transtrusion zu Rotation zu kennen.

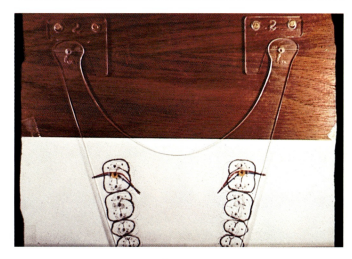

Abb. 75 Der Arbeitskondylus bewegt sich lateral und vorwärts. Dies wird Lateroprotrusion genannt. Die blaue Linie stellt eine mesial gelegene Furche auf dem oberen Molaren dar. Je größer die Lateroprotrusion, um so mesialer liegen Leisten und Furchen auf den Oberkieferzähnen und um so distaler liegen sie auf den Unterkieferzähnen. Die Lateroprotrusion ist die häufigste aller Lateralbewegungen des Arbeitskondylus. Die meisten Aufzeichnungsgeräte registrieren diese Bewegungen wegen ihrer Friktion allerdings nicht.

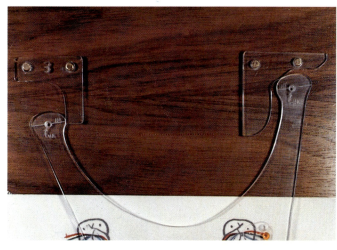

Abb. 76 Der Arbeitskondylus wird durch die Fossa glenoidalis in eine laterale und rückwärtige Richtung geführt (Lateroretrusion). Je größer die Lateroretrusion, um so distaler liegen Leisten und Furchen auf den Oberkieferzähnen und um so mesialer liegen sie auf den Unterkieferzähnen. Die Lateroretrusion tritt von allen Lateralbewegungen am seltensten auf.

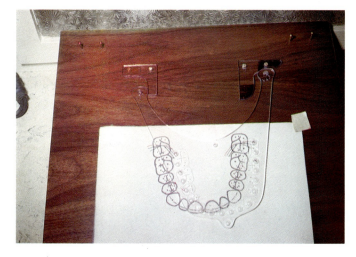

Abb. 77 Durch die Richtung des Arbeitskondylus bei einer Lateralbewegung erscheinen große Unterschiede zwischen den möglichen Richtungen der Leisten und Furchen. Ist dies dem Zahnarzt nicht bekannt, so ist eine Präparation und Restauration des stomatognathen Systems nicht möglich.

III. Bestimmungsmerkmale von Höckerhöhen und Fossatiefen (Sagittalebene)

A Gelenkbahnneigungswinkel:

1. Je kleiner der Gelenkbahnneigungswinkel, um so kürzer müssen die Höcker werden (Abb. 80).
2. Je größer der Gelenkbahnneigungswinkel, um so länger können die Höcker sein (Abb. 81).

B Überbiß der oberen Frontzähne:

1. Je größer der horizontale Überbiß der oberen Frontzähne, um so kürzer müssen die Höcker der rückwärtigen Zähne sein (Abb. 82).
2. Je kleiner der horizontale Überbiß der oberen Frontzähne, um so länger können die Höcker der rückwärtigen Zähne sein (Abb. 83).
3. Je kleiner der vertikale Überbiß der oberen Frontzähne, um so kürzer müssen die Höcker der rückwärtigen Zähne sein (Abb. 82).
4. Je größer der vertikale Überbiß der oberen Frontzähne, um so länger können die Höcker der rückwärtigen Zähne sein (Abb. 83).

C Mediotrusion des Unterkiefers:

1. Je größer die Mediotrusion des Unterkiefers, um so kürzer müssen die Höcker sein (Abb. 86 und 87).
2. Je kleiner die Mediotrusion des Unterkiefers, um so länger können die Höcker sein (Abb. 85 und 87).

D Okklusionsebene:

1. Je paralleler die Okklusionsebene dem Kondylarbahnneigungswinkel ist, um so kürzer müssen die Höcker sein (Abb. 88 und 89).
2. Je mehr die Okklusionsebene vom Kondylarbahnneigungswinkel divergiert, um so länger können die Höcker sein (Abb. 88–90).

E Okklusionsebene eines einzelnen Zahnpaares:

1. Je paralleler die Okklusionsebene eines einzelnen Zahnpaares dem Kondylarbahnneigungswinkel ist, um so kürzer müssen die Höcker sein (Abb. 88, 89 und 91).
2. Je mehr die Okklusionsebene eines einzelnen Zahnpaares vom Kondylarbahnneigungswinkel divergiert, um so länger können die Höcker sein (Abb. 88, 89 und 91).

F Bewegungen des Arbeitskondylus – Laterotrusion:

1. Eine Bewegung nach außen und aufwärts (Laterosurtrusion) erfordert auf der Arbeitsseite kürzere Höcker (Abb. 93 und 95).
2. Eine Bewegung nach außen und unten (Laterodetrusion) erlaubt längere Höcker auf der Arbeitsseite (Abb. 94 und 95).

IV. Bestimmungsmerkmale des Verhältnisses des horizontalen zum vertikalen Überbiß der Frontzähne

A Kondylarbahnneigungswinkel – Sagittalebene:

1. Je kleiner der Kondylarbahnneigungswinkel, um so größer sollte der horizontale Überbiß der oberen Frontzähne in Relation zum vertikalen Überbiß sein.
2. Je steiler der Kondylarbahnneigungswinkel, desto größer kann der vertikale Überbiß der oberen Frontzähne in Relation zum horizontalen Überbiß sein.

B Transtrusion oder Seitwärtsbewegungen des Unterkiefers auf der Horizontalebene:

1. Je größer die Seitwärtsbewegung des Unterkiefers (Transtrusion = Seitwärtsbewegung des gesamten Unterkiefers; Mediotrusion = Seitwärtsbewegung, Bennett-Bewegung des Leerlaufkondylus; Laterotrusion = Seitwärtsbewegung des Arbeitskondylus. Anmerkung des Übersetzers), desto größer sollte der horizontale Überbiß der oberen

Frontzähne in Relation zum vertikalen Überbiß sein.
2. Je kleiner die Seitwärtsbewegung des Unterkiefers, desto größer kann der vertikale Überbiß der oberen Frontzähne in Relation zum horizontalen Überbiß sein.

C Der interkondyläre Radius oder die Interkondylardistanz – Horizontalebene:

1. Je größer die Interkondylardistanz, desto größer sollte der horizontale Überbiß der oberen Frontzähne in Relation zum vertikalen Überbiß sein.
2. Je kleiner der Interkondylarabstand, desto größer kann der vertikale Überbiß der oberen Frontzähne in Relation zum horizontalen Überbiß sein.

D Die Position der Frontzähne im Schädel – Horizontalebene:

1. Je näher die Frontzähne den Rotationszentren (dynamischen Zentren) liegen, desto größer sollte der horizontale Überbiß in Relation zum vertikalen Überbiß sein.
2. Je weiter die Frontzähne vom dynamischen Zentrum entfernt liegen, um so größer kann der vertikale Überbiß in Relation zum horizontalen Überbiß sein.

E Vertikale Laterotrusion – Frontalebene:

1. Laterotrusion aufwärts = Laterosurtrusion: Je größer die Laterosurtrusion, desto größer muß der horizontale Überbiß der oberen Frontzähne in Relation zum vertikalen Überbiß sein.
2. Laterotrusion abwärts = Laterodetrusion: Je größer die Laterodetrusion, desto größer kann der vertikale Überbiß der oberen Frontzähne in Relation zum horizontalen Überbiß sein.

F Horizontale Laterotrusion – Horizontalebene:

1. Laterotrusion vorwärts = Lateroprotrusion: Je größer die Lateroprotrusion, desto größer muß der horizontale Überbiß der oberen Frontzähne in Relation zum vertikalen Überbiß sein.
2. Laterotrusion rückwärts = Lateroretrusion: Je größer die Lateroretrusion, desto größer kann der vertikale Überbiß der oberen Frontzähne in Relation zum horizontalen Überbiß sein.

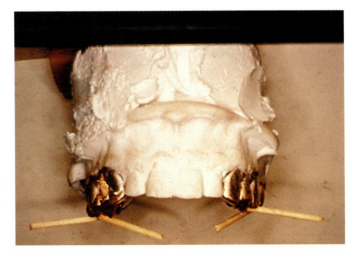

Abb. 78 Stäbchen sind in Furchen von fertigen Restaurationen appliziert. Die Stäbchen zeigen das vertikale Verhalten der Furchen, durch die die gegenüberliegenden Höcker ohne Kontakt diskludieren müssen. Diese Information ist für die richtige Präparation und Restauration von Okklusalflächen nötig.

Die Bestimmungsmerkmale der Okklusion

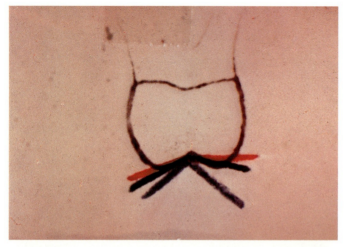

Abb. 79 Die Bestimmungsmerkmale für Höckerhöhe und Fossatiefe sind der Winkel, der Charakter und die Tiefe der Kondylarbahn, der horizontale und vertikale Überbiß der Frontzähne, die Okklusionsebene, die Mediotrusion des Unterkiefers und die Richtung, in der der Arbeitskondylus, auf die Frontalebene projiziert, gleitet (vertikale Laterotrusion).

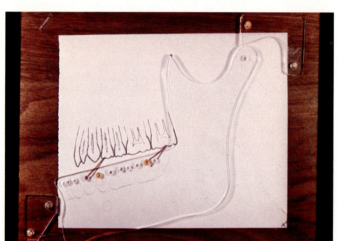

Abb. 80 und 81 Unterschiedliche Kondylarbahnneigungen bei gleicher Frontzahnführung. Sie stoppt die exzentrischen Schließbewegungen des Unterkiefers. Ein flacher Kondylarbahnneigungswinkel ist in Abbildung 80 zu sehen. Bei einer Protrusionsbewegung wird mit Rot ein flacher Verlauf der Unterkieferzähne gezeigt. Hieraus resultiert die Regel: Je flacher der Kondylarbahnneigungswinkel, desto kürzer müssen die Höcker sein. Abbildung 81 zeigt einen steileren Kondylarbahnneigungswinkel, der (in Blau) einen steileren Verlauf der Unterkieferzähne bei Protrusionsbewegungen bewirkt. Die Regel: Je steiler der Kondylarbahnneigungswinkel, desto länger können die Höcker sein.

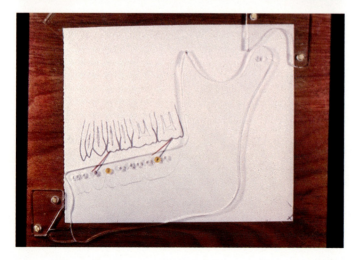

Abbildung 81

Die Bestimmungsmerkmale der Okklusion

Abb. 82 und 83 Auf beiden Bildern sind die gleichen Kondylarbahnneigungswinkel zu sehen. Abbildung 82 zeigt einen größeren horizontalen Überbiß der Oberkieferfrontzähne. In Blau ist eine Protrusionsbewegung des Unterkiefers eingezeichnet. Sie verläuft relativ flach. Die Regel: Je größer der horizontale Überbiß, um so kürzer müssen die Höcker sein. In Abbildung 83 wird mehr vertikale Überlappung der oberen Frontzähne gezeigt. In Rot ist daher eine steilere Führung des Unterkiefers bei Protrusion zu sehen. Die Regel: Je größer der vertikale Überbiß, um so länger können die Höcker sein.

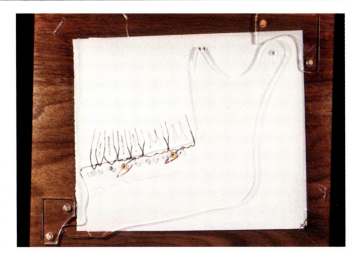

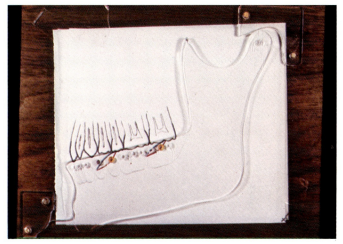

Abbildung 83

Abb. 84 und 85 Die Projektion auf die Sagittalebene zeigt ein Gerät (Gnathokin), das im Jahr 1927 entwickelt wurde, um die unterschiedlichen Effekte der verschiedenen Lagen der Okklusionsebene auf die Höckerhöhen und Fossatiefen zu zeigen. Abbildung 84 zeigt die volle Verzahnung in zentrischer Relation. Abbildung 85 zeigt Höckerkontakte in Protrusion bei balancierter Okklusion.

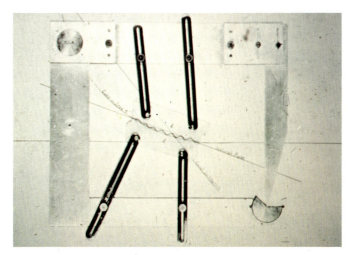

Abbildung 84

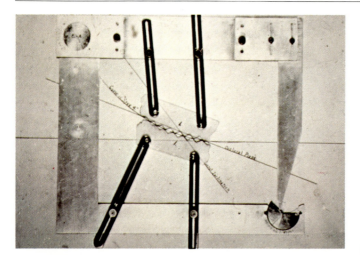

Abbildung 85

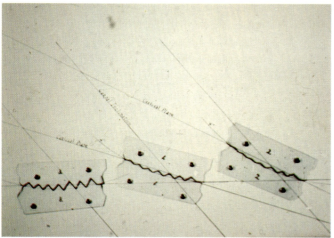

Abb. 86 Drei verschiedene Lagebeziehungen im Gnathokin. Jede dieser Projektionen besitzt den gleichen Radius (4 Inches) der Anterior-Posterior-Kurve (Resultat der Kondylarbahnneigung und der anterioren Disklusion). Unterschiedlich ist die Lage der Okklusionsebene. Liegt die Okklusionsebene parallel dem Kondylarbahnneigungswinkel, resultieren hieraus kurze Höcker, wie man es im rechten Teil der Abbildung sehen kann.
Liegt die Okklusionsebene divergierend vom Kondylarbahnneigungswinkel (links), so können die Höcker länger gestaltet werden.

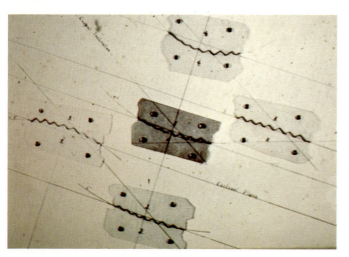

Abb. 87 Fünf Projektionen illustrieren hier, daß, je paralleler die Okklusionsebene eines einzelnen Zahnpaares dem Kondylarbahnneigungswinkel liegt, desto kürzer die Höcker sein müssen. Je divergierender die Okklusionsebene eines einzelnen Zahnpaares vom Kondylarbahnneigungswinkel, desto länger können die Höcker sein.

Die Bestimmungsmerkmale der Okklusion

Abb. 88 und 89 Darstellung der rechten und linken Fossa glenoidalis (projiziert auf die Frontalebene), der Kondylen in den dazugehörigen Fossae und der Oberkieferseitenzähne. Die Seitenzähne verzahnen in Zentrik, wie in Abbildung 88 gezeigt. Abbildung 89 stellt eine einfache Rotation des Unterkiefers dar. Die rote Linie gibt die Bewegungen des unteren tragenden Höckers wieder. Diese Höcker diskludieren aus der gegenüberliegenden Fossa. Je weniger Mediotrusion ein System besitzt, desto länger können die Höcker gestaltet werden.

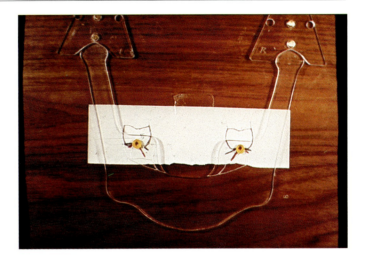

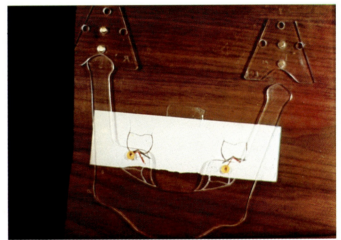

Abbildung 89

Abb. 90 Es wurde unmittelbare Mediotrusion in das System gebracht: Die blaue Linie gibt die Bewegung des unteren tragenden Höckers wieder. Man beachte, daß die blaue Linie durch die Höcker geht. Im menschlichen Gebiß gäbe es hierbei große Interferenzen. Je größer die unmittelbare Mediotrusion, desto kürzer müssen die Höcker sein.

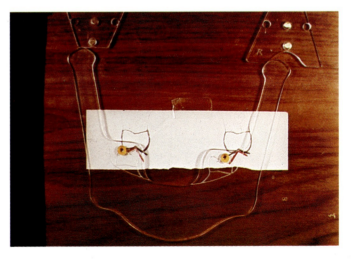

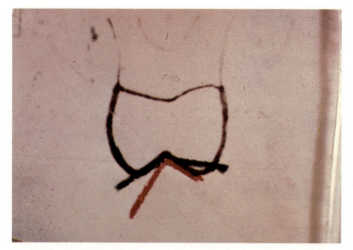

Abb. 91 Eine Vergrößerung des Oberkiefermolaren aus den Abbildungen 89 und 90 zeigt noch klarer die großen Unterschiede zwischen einer einfachen Rotation um den Arbeitskondylus (rote Linie) und einem Gleiten des tragenden Höckers bei mehr Mediotrusionsmöglichkeit des Unterkiefers (blaue Linie). Die blauen Linien schneiden durch die oberen Höcker, wogegen die roten Linien die Disklusion darstellen. Daher: Je größer die Mediotrusion des Unterkiefers bei einer Seitwärtsbewegung, desto kürzer müssen die Höcker sein. Je kleiner die Mediotrusion, desto länger können die Höcker sein.

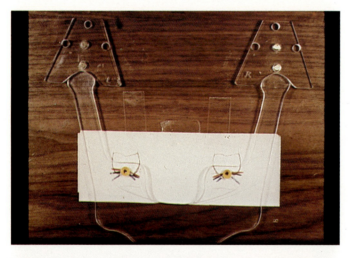

Abbildung 92

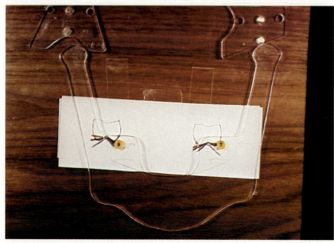

Abb. 92 und 93 Die Bilder (projiziert auf die Frontalebene) zeigen die Auswirkungen einer vertikalen Laterotrusion auf die Höckerhöhe und Fossatiefe. Abbildung 92 zeigt die Position in Zentrik mit Höckern in einer Fossa und Kondylen in den dazugehörigen Fossae glenoidales. Abbildung 93 zeigt in Rot, wie die tragenden Höcker des Unterkiefers durch die Höcker des Oberkiefers schneiden, wenn der Arbeitskondylus nach außen und aufwärts gleitet. Das heißt: Je mehr Laterosurtrusion eines Arbeitskondylus, desto kürzer müssen die Höcker sein.

Die Bestimmungsmerkmale der Okklusion

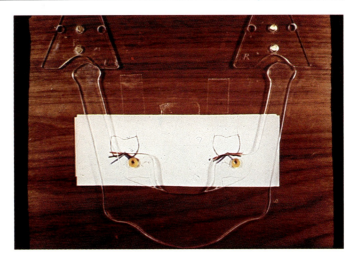

Abb. 94 Die Projektion auf die Frontalebene zeigt den Arbeitskondylus bei einer Bewegung nach außen und abwärts (Laterodetrusion). Man beachte, daß die blauen Linien diskludieren und viel tiefer liegen, als es bei einer Laterosurtrusion der Fall gewesen ist. Deshalb: Je mehr Laterodetrusion in einem System, desto länger können die Höckerspitzen sein.

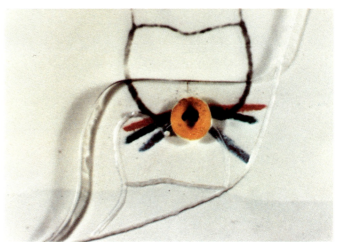

Abb. 95 Die Vergrößerung des oberen Molaren zeigt deutlich, wie wichtig eine Reproduktion der vertikalen Laterotrusion des Patienten für eine genaue Diagnose und einen genauen Behandlungsplan ist. Diese Reproduktion ist von größter Wichtigkeit, wenn wir Zähne akkurat präparieren und eine organische Okklusion etablieren wollen.

Kapitel 3

Die Prinzipien der okklusalen Korrektur

Auf dem zweiten Satz der montierten Modelle kann eine okklusale Korrektur durchgeführt werden, indem man sich strikt an die folgende Technik hält (Abb. 96 bis 106).

1. Teste die Kante-zu-Kante-Frontzahnrelation. Sollten irgendwelche Prämolaren oder Molaren Kontakt haben, entferne Zahnsubstanz von den bukkalen Höckern der oberen Zähne und von den lingualen Höckern der unteren Zähne, bis kein Kontakt bestehen bleibt außer der Kante-zu-Kante-Stellung der Frontzähne.
Stört ein gekippter Unterkiefermolar, mache eine Furche in den distalen Teil dieses Zahnes, so daß der Höcker des Antagonisten hindurchpassieren kann. Dies kann vorkommen, wenn der gekippte Molar im Unterkiefer distal des Oberkiefermolaren liegt.
2. Teste die Eckzahnrelation bei einer Lateralbewegung in Spitze-zu-Spitze-Kontakt. Sollte auf der Leerlaufseite ein Seitenzahnhöcker stören oder gleichzeitigen Kontakt haben, mache eine Furche in die Oberkieferzähne, durch die die Höcker der Unterkieferzähne hindurchgleiten können, und mache eine Furche in die Unterkieferzähne für die Höcker der Oberkieferzähne. Diese Furchen werden von der Markierung im Oberkiefer nach mesial und im Unterkiefer nach distal abgeschrägt. Wo immer möglich, mache die Korrektur im Oberkiefer nach mesial und im Unterkiefer nach distal. Sollte es Störungen oder gleichzeitigen Kontakt zwischen Prämolaren und Molaren auf der Arbeitsseite bei der Spitze-zu-Spitze-Relation der Eckzähne geben, so entferne Zahnsubstanz von den bukkalen Höckern der oberen und den lingualen Höckern der unteren Zähne.
Nachdem die störenden Kontakte auf den Molaren und Prämolaren auf der Leerlauf- und Arbeitsseite bei einer Spitze-zu-Spitze-Eckzahnrelation entfernt worden sind, teste die Okklusion näher an der Zentrik, d. h. leicht innerhalb der Spitze-zu-Spitze-Eckzahnrelation. Die rückwärtigen Höckerkontakte werden auf der Arbeits- und Leerlaufseite ebenso entfernt wie bei der Spitze-zu-Spitze-Relation der Eckzähne. Weitere Positionen auf dem Wege zur Zentrik werden eingestellt, alle Fehlkontakte bei jedem Test werden entfernt, bis die Zentrik für die einzelnen Lateralbewegungen erreicht ist.
3. Dieses Vorgehen wird für die entgegengesetzte Lateralbewegung wiederholt, beginnend mit der Spitze-zu-Spitze-Eckzahnrelation und weiterarbeitend in Richtung zentrische Relation.
Beim Überprüfen der lateralen Exkursionsbewegungen ist es hilfreich, wenn man mit der Hand einen leichten Druck in Richtung

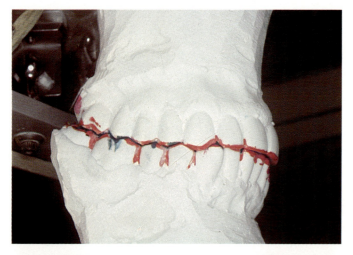

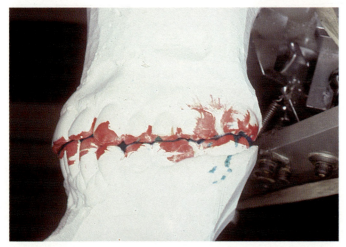

Abb. 96 und 97 Rechte und linke Seite von im Artikulator montierten Modellen nach vorgenommener okklusaler Korrektur. Die Modelle schließen jetzt in zentrischer Relation, nachdem zuvor die exzentrische Korrektur vorgenommen worden ist. Bei exzentrischen Bewegungen wurden die Seitenzähne so korrigiert, daß sie den Frontzähnen nicht mehr im Wege stehen. Die Korrektur besteht darin, Gleitwege oder Furchen für gegenüberliegende Höcker der Seitenzähne zu schaffen, damit diese nach Verlassen der zentrischen Relation keine Kontakte miteinander haben. Der interokklusale Kontakt zwischen Zähnen wird bei exzentrischen Bewegungen sofort auf die Frontzähne übertragen, so daß Seitenzähne Kontakt nur in Zentrik besitzen.

Abbildung 97

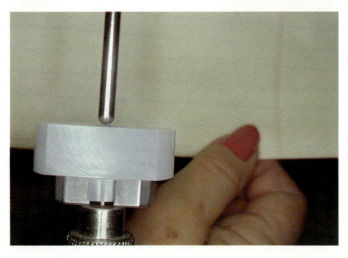

Abb. 98 Der Inzisalstift hat Kontakt mit dem Inzisalteller, während die Seitenzähne in Zentrik voll verzahnen. Die Vertikaldimension liegt 0,1 mm tiefer als die Vertikaldimension in habitueller Okklusion (Abb. 58), wobei der Unterkiefer zur Erreichung dieser Position in eine protrusive Relation gezwungen worden war. Dies beweist, daß die Vertikaldimension nach Erreichung der organischen Okklusion praktisch unverändert geblieben ist.

Die Prinzipien der okklusalen Korrektur

Abb. 99 Die Frontzähne sind inzisal in Kontakt. Die Seitenzähne haben keinen Kontakt miteinander. Die exzentrischen interokklusalen Kontakte wurden ausschließlich auf die Frontzähne übertragen. Der Patient sollte in der Lage sein, einen Faden mit seinen Eck- oder Frontzähnen abzubeißen. Findet ein singulärer Zahnkontakt der Frontzähne statt, so sollten alle anderen Zähne, auch Frontzähne, ohne Kontakt miteinander sein.

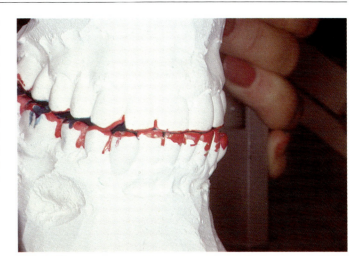

Abb. 100 Die Frontalansicht des Inzisalstiftes zeigt, daß die in der Abbildung 99 gezeigte Protrusionsstellung des Unterkiefers in einer größeren Vertikaldimension des Unter- und Oberkiefers als bei einer zentrischen Position (Abb. 98) erreicht wird. Dies ist der oberste Test einer jeden organischen Okklusion: Es muß sichergestellt werden, daß die Verzahnung in zentrischer Relation bei niedrigster Vertikaldimension stattfindet und daß jede exzentrische Bewegung den Inzisalstift vom Inzisalteller weghebt.

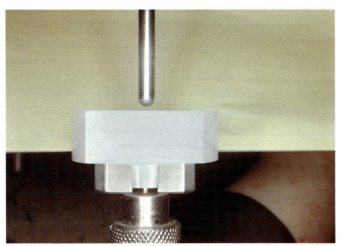

Abb. 101 Die rechte Seite der im Artikulator korrigierten Okklusion bei einer Rechtslateralposition. Eckzähne stehen miteinander in Kontakt, alle anderen Zähne sind diskludiert. Die exzentrischen interokklusalen Kontakte wurden auf ein einzelnes Paar Eckzähne übertragen. Dies findet bei einer Neutralokklusion statt. Bei einer mesialen Okklusion kann es vorkommen, daß der untere Eckzahn mit einem oberen zweiten Frontzahn zur Disklusion Kontakt hat. Bei einer Distalokklusion kann es vorkommen, daß der untere Eckzahn mit einem oberen Prämolaren zur Disklusion Kontakt hat.

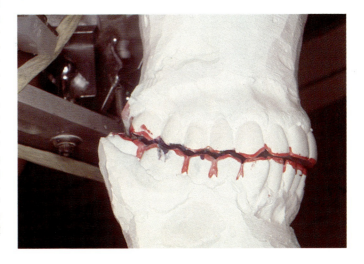

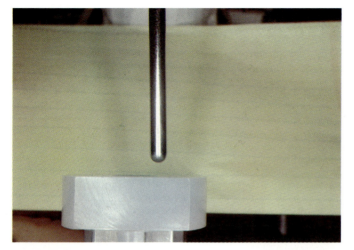

Abb. 102 Die Frontalansicht des Inzisalstiftes und des Inzisaltisches zeigt, daß bei einer Rechtslateralbewegung der Inzisalstift beträchtlich vom Inzisalteller abhebt. Dieses Abheben sollte bei der Lateralbewegung des Artikulators fließend stattfinden. Andernfalls liegt eine ungenügende Führung des unteren Eckzahnes mit seinem Antagonisten oder das Fehlen der sofortigen Disklusion der Seitenzähne vor.

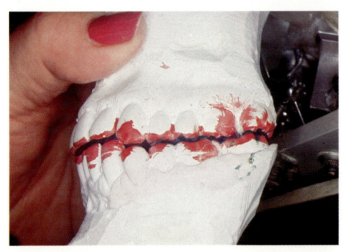

Abb. 103 Die linke Seite der korrigierten Okklusion im Artikulator. Man beachte, daß der untere Eckzahn zusammen mit dem mesialen Anteil des oberen Eckzahnes alle anderen Zähne bei dieser Linkslateralbewegung diskludiert. Dies verdeutlicht, wie bei exzentrischen diagnostischen Testbewegungen mit leerem Mund der interokklusale Kontakt sofort auf die Frontzähne übertragen wird. Dies sind in diesem Fall der untere Eckzahn und sein Antagonist.

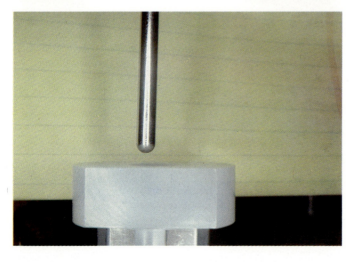

Abb. 104 Auf die Frontalebene projiziert sieht man, daß der Inzisalstift und der Inzisalteller bei der Linkslateralbewegung voneinander getrennt sind. Der untere Eckzahn steht mit seinem Antagonisten in Kontakt. Alle anderen Zähne sind diskludiert. Dies beweist, daß die zentrische Position des Unterkiefers in niedrigster Vertikaldimension erreicht wird, da bei jeder exzentrischen Testbewegung des Artikulators der Inzisalstift sofort vom Inzisalteller abhebt.

Abb. 105 und 106 Die Okklusalflächen der korrigierten Modelle wurden an den Stellen, die korrigiert worden sind, farbig markiert. Bei jeder okklusalen Korrektur wird nur an den Vertiefungen gearbeitet, denen Furchen gegeben werden, durch die die darüberliegenden Höcker passieren können. Man beachte, daß im Oberkiefer auch ein Eckzahn und ein zweiter Schneidezahn korrigiert wurden, um hiermit die Vertikaldimension abzusenken, so daß in Zentrik die anderen Eckzähne beinahe miteinander Kontakt haben. Die meisten Vorwärtsbewegungen sind keine symmetrischen Bewegungen, sondern sie sind in Wirklichkeit Lateroprotrusionsbewegungen. Nachdem man die Modelle an allen vorgenommenen Korrekturen entsprechend markiert hat, erhält man ein Programm, um die Korrektur im Munde zu wiederholen. Durch die Korrektur der Modelle im Artikulator in organische Okklusion erhält man eine Führung für die Behandlung im Munde. Wichtiger jedoch ist, daß dieses Vorgehen dem Behandler anzeigt, in welchem Stadium er seine Behandlung im Munde zu beenden hat. Es zeigt dem Behandler schon vorher, ob eine Behandlung so durchgeführt werden kann und ob sie überhaupt ratsam ist.

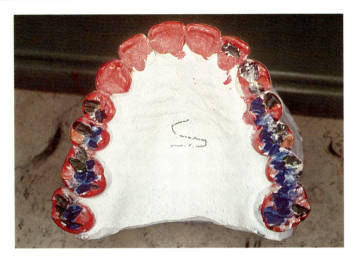

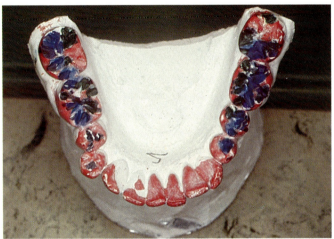

der Arbeitsseite ausübt. Der Druck wird auf die Leerlaufseite ausgeübt, um sicherzustellen, daß die gesamte Seitwärtsbewegung oder Bennett-Bewegung ausgenutzt wird.

Die exzentrische Freiheit der rückwärtigen Zähne sollte so groß sein, daß kein Kontakt sichtbar ist und der Patient diesen auch nicht fühlen kann.

4. Am Schluß wird die zentrische Okklusion (RKP, der Übersetzer) eingeschliffen, wobei der Unterkiefer vorsichtig in seiner rückwärtigen Position geschlossen wird. Dieser zentrische Schlußbiß wird vom ersten Kontakt bis zur vollen Interkuspidation hergestellt. Frühkontakte werden von den mesialen Abhängen der Oberkieferzähne und den distalen Abhängen der Unterkieferzähne entfernt.

Nachdem diese Gleitkontakte entfernt worden sind, werden die Fossae vertieft, um der zentrischen Verzahnung eine Vertikaldimension zu geben, die etwas tiefer als die der vorher eingenommenen habituellen Okklusion liegt.

Ganz am Schluß stelle man sicher, daß die Verzahnung auf beiden Seiten eine gleiche Kräfteverteilung besitzt und daß die Prämo-

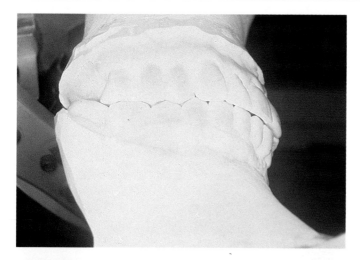

Abb. 107 und 108 Die kleinste Vertikaldimension des Unterkiefermodells gegen das Oberkiefermodell. Das Unterkiefermodell erreicht diese Position, da alle Schließkräfte gleichmäßig und gegenüberliegend angeordnet sind. Dies ist eine Mandibularposition, die in der Prothetik zentrische Okklusion genannt wird. Es ist aber keine zentrische Relation, sondern ein exzentrischer Protrusions- oder Lateroprotrusionskontakt der Unterkieferzähne.

Abbildung 107

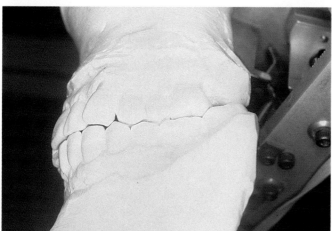

Abbildung 108

laren gleichzeitig mit den Molaren schließen. Es wird also gewünscht, daß die beiden Kiefer in mesio-distaler Richtung und bilateral gleich schließen. Die korrigierte Okklusion sollte die volle Verzahnung in einer Unterkieferstellung besitzen, bei der die Kondylen in ihrer rückwärtigsten, kranialsten und nicht seitenverschobenen Position liegen.

Jeder weitere Kontakt zwischen Oberkiefer- und Unterkieferzähnen sollte auf die Frontzähne übertragen werden, und zwar außerhalb des Kauzyklus oder des normalen Gebrauchs des Unterkiefers.

Nachdem die Prämolaren und Molaren von ihren exzentrischen Frühkontakten befreit wurden, kann die Verzahnung in Zentrik eingestellt werden, wobei die exzentrischen Relationen ständig überprüft werden müssen. Beim Aufwachsen oder bei jeder okklusalen Korrektur müssen wir zunächst die exzentrischen Relationen kontrollieren, um sicher zu sein, daß bei exzentrischen Exkursionen die zentrischen Relationen nicht zerstört werden (Abb. 107 bis 141).

Nachdem dieser Vorgang auf den diagnostischen Modellen durchgeführt worden ist, kann die okklusale Korrektur im Munde vorge-

Die Prinzipien der okklusalen Korrektur

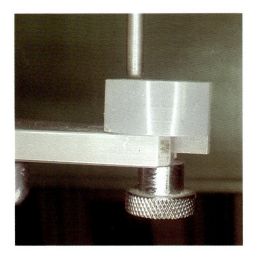

Abb. 109 Die Vertikaldimension dieser größtmöglichen Verzahnung wird festgehalten, indem der Inzisalstift eines Artikulators mit einem flachen Teil eines Inzisaltellers in Kontakt gebracht wird. Hiermit wird die Vertikaldimension des Patienten fixiert. Jede Veränderung der Vertikaldimension kann sofort festgestellt und genau gemessen werden.

Abb. 110 und 111 Die rechte und die linke Seite der Modelle in zentrischer Okklusion und Relation. Die Vertikaldimension ist gegenüber derjenigen bei größtmöglicher Verzahnung durch interokklusale reflektorische Kontakte erhöht. Solche Kontakte werden auch manchmal Frühkontakte genannt. Sie sind jedoch einfach interokklusale Kontakte, die die volle Verzahnung in zentrischer Relation verhindern.

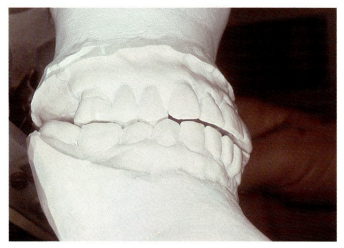

Abbildung 110

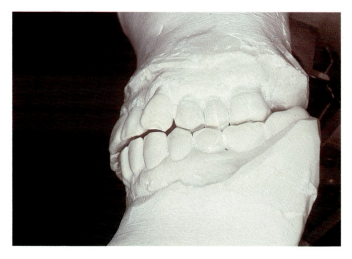

Abbildung 111

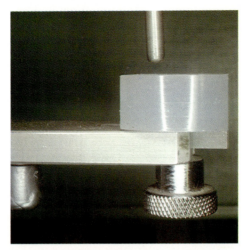

Abb. 112 Der Inzisalstift ist nicht in Kontakt mit dem Inzisalteller, während die Modelle im Artikulator sich in zentrischer Okklusion befinden. Fehlkontakte in dieser Kieferlage verhindern den Kontakt des Inzisalstiftes mit dem Inzisalteller. So kann die unterschiedliche Vertikaldimension exakt festgestellt werden und die Diagnose und der Behandlungsplan können entsprechend erstellt werden.

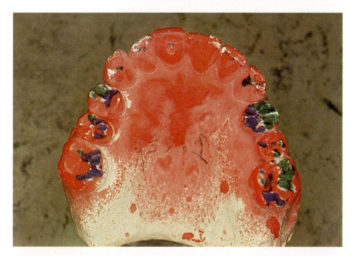

Abb. 113 und 114 Die Okklusalflächen der korrigierten Modelle in organischer Okklusion. Die Okklusalflächen wurden mit roter Wasserfarbe bestrichen. Dann können diese Flächen mit einem weißen Indikatorspray überzogen werden, danach wird die Kante-zu-Kante-Stellung der Frontzähne eingenommen. Der Indikatorspray wird an Kontakten, die die inzisale Berührung verhindern, durchgedrückt. Spray wird nur an Kontakten durchgedrückt. Artikulationspapier würde viele falsche Markierungen registrieren.

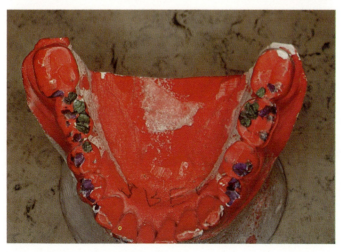

Abbildung 114

Die Prinzipien der okklusalen Korrektur

Abb. 115 und 116 Rechte und linke Seiten von Modellen, an deren Okklusalflächen exzentrische und zentrische Störkontakte entfernt wurden. Es wird nur an Vertiefungen der Okklusalflächen gearbeitet, wobei jedoch die Erhebungen herausgearbeitet werden. Wir entfernen auf den Seitenzähnen Zahnsubstanz, die den Kontakt der Frontzähne bei exzentrischen Bewegungen behindert. Wir vergewissern uns, daß wir an den Seitenzähnen interokklusale Kontakte behalten, die verhindern, daß in zentrischer Okklusion Frontzähne miteinander Kontakt haben.

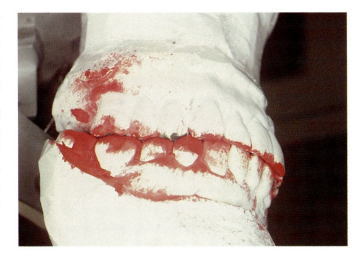

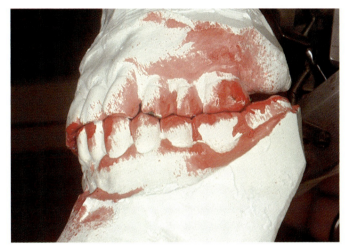

Abbildung 116

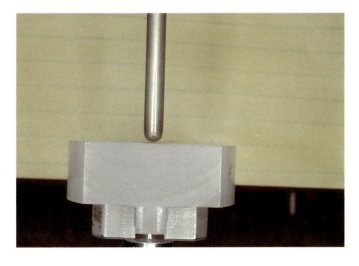

Abb. 117 Die Frontalansicht zeigt Kontakt des Inzialstiftes mit dem Inzisaltisch in zentrischer Okklusion, die nach der okklusalen Korrektur die vom Patienten früher besessene Vertikaldimension erreicht hat.

Die Prinzipien der okklusalen Korrektur

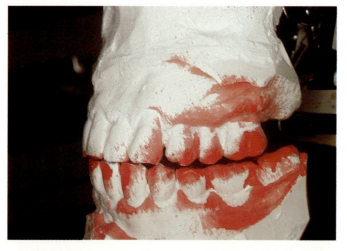

Abb. 118 Bei einer Protrusion des Unterkiefers berühren sich obere und untere Frontzähne Kante zu Kante. Hierbei sind die Seitenzähne diskludiert. Wünschenswert ist eine Anlage der Frontzähne in der Weise, daß der Patient mit einem einzelnen Zahnpaar einen Faden abbeißen kann. Hierbei sollten alle anderen Zähne außer Kontakt stehen. Dies sollte für jedes Frontzahnpaar möglich sein. Möchte der Patient jedoch mehrere Frontzähne gleichzeitig in Kontakt miteinander bringen, so sollte auch dies ohne Kontakt von weiteren Zähnen möglich sein. Diese Anordnung gibt dem Patienten die Möglichkeit, die Frontzahnrelationen voll auszunutzen.

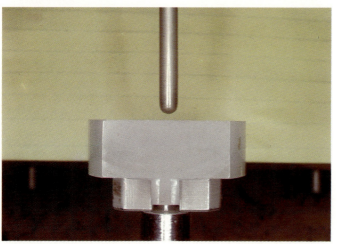

Abb. 119 Der Frontzahnkontakt (Abb. 118) hebt den Inzisalstift vom Inzisalteller. Damit wird veranschaulicht, daß die zentrische Okklusion die am meisten geschlossene Position des Unterkiefers gegen den Oberkiefer ist. Die Hauptforderung der organischen Okklusion besteht darin, daß die volle Verzahnung der beiden Kieferhälften eingenommen wird, wenn der Unterkiefer in seiner rückwärtigen, kranialen und nicht seitenverschobenen Position liegt. Bei jeder exzentrischen Bewegung des Unterkiefers sollen die interokklusalen Kontakte auf die Frontzähne übertragen werden. Dies soll außerhalb des Kauzyklus oder der gewöhnlichen Benutzung des Unterkiefers beim Sprechen oder bei der Mimik bei einer diagnostischen Testbewegung mit leerem Mund geschehen.

Die Prinzipien der okklusalen Korrektur

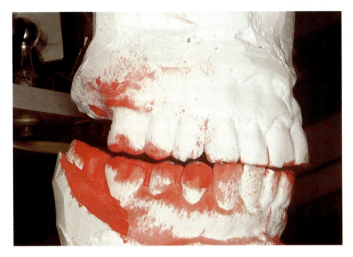

Abb. 120 Rechtslateralkontakt von Zähnen nach okklusaler Korrektur der Modelle. Der exzentrische Kontakt wurde auf die Eckzähne übertragen; sie diskludieren alle anderen Zähne. Das Ziel der okklusalen Korrektur – eine organische Okklusion – wurde erreicht. Die exzentrischen Kontakte wurden innerhalb des ersten Bewegungsmillimeters des Unterkiefers oder innerhalb des ersten Grades der Rotation des Unterkiefers auf die Frontzähne übertragen.

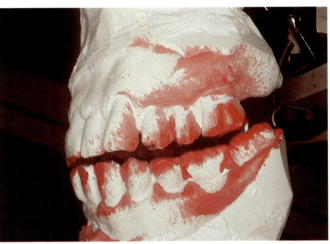

Abb. 121 Die Disklusion der linken Seite bei einer Rechtslateralposition der Modelle aus Abbildung 42. Auf der Leerlaufseite wurde jeder exzentrische Kontakt auf den Seitenzähnen durch die Anlage einer Furche auf den Oberkieferzähnen, durch die die Höcker der Unterkieferzähne passieren können, beseitigt. Im Unterkiefer wurden Furchen für die Passage von Oberkieferhöckern angelegt. So können Höcker in gegenüberliegende Fossae gleiten. In zentrischer Okklusion bilden diese Höcker mit ihren dazugehörigen Fossae Schließstopper und Ausgleichsstopper und A, B und C interokklusale Kontakte für eine Höcker-zu-Fossa-Relation.

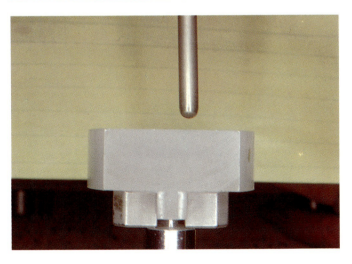

Abb. 122 Die Frontalansicht zeigt, daß der Inzisalstift den Inzisalteller sofort verläßt, wenn der Artikulator in eine Rechtslateralbewegung geführt wird. Dies zeigt, wie auch in Abbildung 119, daß die zentrische Okklusion auch die geringste Vertikaldimension des Unterkiefers zum Oberkiefer einnimmt und daß jede exzentrische Bewegung gleichbedeutend mit einer Vergrößerung dieser Vertikaldimension ist.

Die Prinzipien der okklusalen Korrektur

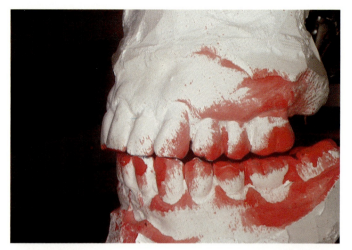

Abb. 123 Linkslateralposition der korrigierten Modelle. Die Eckzähne stoppen den exzentrischen Schließvorgang. Exzentrische interokklusale Kontakte wurden auf die Frontzähne übertragen. Wie bereits vorher bei der Rechtslateralbewegung diskludieren die Seitenzähne hierbei sofort.

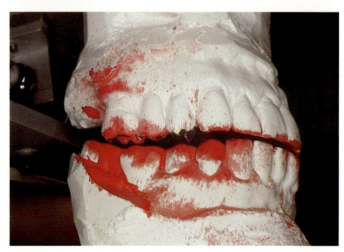

Abb. 124 Linkslateralposition der Modelle. Störende Kontakte auf der rechten Seite (Leerlaufseite) der Modelle wurden entfernt. Passagen für gegenüberliegende Höcker wurden als Vertiefungen in die Zähne geschnitten. Durch die Anlage dieser Furchen, in denen die Höcker sich bewegen können, unterstützen wir die Erhebungen, die die Wälle dieser Furchen darstellen. Diese Unterstützung von Leisten führt dazu, daß aus den Seitenzähnen effiziente Schneidewerkzeuge entstehen. Wir besitzen Frontzähne mit einer Schneidekante und Seitenzähne mit mehreren Schneidekanten.

Die Prinzipien der okklusalen Korrektur

Abb. 125 Bei einer Linkslateralposition (Abb. 123) verhindert der Kontakt der Eckzähne die Berührung des Inzisalstiftes mit dem Inzisalteller. Hieraus ergibt sich, daß bei einer exzentrischen Lateralposition wie der hier gezeigten eine größere Vertikaldimension entsteht als bei der Protrusionsposition (Abb. 119) und der Rechtslateralposition (Abb. 122). Überprüft man die fertige Okklusalkorrektur, so sollte sich der Inzisalstift bei jeder Bewegung aus der zentrischen Okklusion heraus sofort vom Inzisaltisch lösen. Die Geschwindigkeit, mit der die Seitenzähne diskludiert werden, kann mit einer Folie, die etwa 10 µm dick ist, überprüft werden, wie in den Abbildungen 126 und 127 gezeigt.

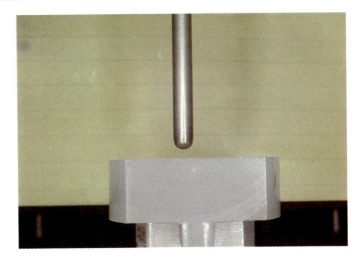

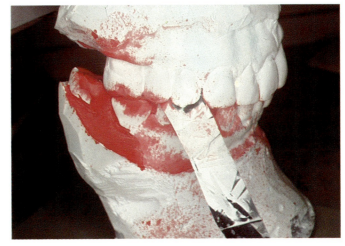

Abb. 126 und 127 Die 10 µm dicke Folie in zentrischer Okklusion zwischen Molaren und Prämolaren. Diese Folie sollte von den Zähnen gleichmäßig in anteriorer, posteriorer und bilateraler Beziehung gehalten werden, um hiermit zu zeigen, daß es gleiche Kontakte auf den Prämolaren und Molaren jeder Seite und ebenfalls gleichmäßige Kontakte einer jeden Seite der Verzahnung gibt. Um die Disklusion zu überprüfen (Abb. 125), sollte die Folie bei der geringsten exzentrischen Bewegung des Artikulators zwischen den Zähnen herausziehbar sein. Nun wird der interokklusale Kontakt auf die Frontzähne übertragen. Dies ist der Test für die sofortige Disklusion der Seitenzähne bei jeder exzentrischen Bewegung, sei es in lateraler oder protrusiver Richtung.

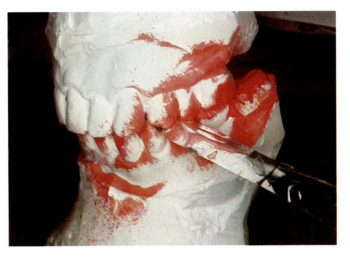

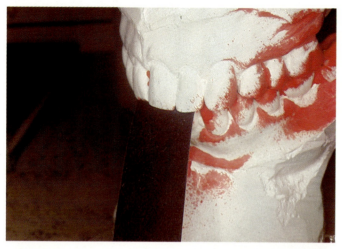

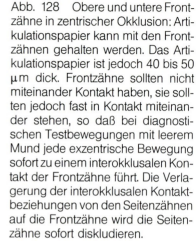

Abb. 128 Obere und untere Frontzähne in zentrischer Okklusion: Artikulationspapier kann mit den Frontzähnen gehalten werden. Das Artikulationspapier ist jedoch 40 bis 50 µm dick. Frontzähne sollten nicht miteinander Kontakt haben, sie sollten jedoch fast in Kontakt miteinander stehen, so daß bei diagnostischen Testbewegungen mit leerem Mund jede exzentrische Bewegung sofort zu einem interokklusalen Kontakt der Frontzähne führt. Die Verlagerung der interokklusalen Kontaktbeziehungen von den Seitenzähnen auf die Frontzähne wird die Seitenzähne sofort diskludieren.

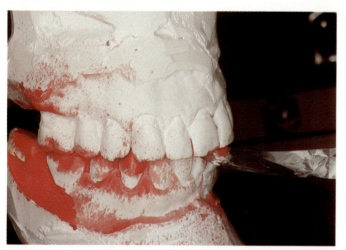

Abb. 129 Die 10 µm dicke Folie wird von den Frontzähnen nicht gehalten. Zur Kontrolle wird der Artikulator exzentrisch geführt. Während der interokklusale Kontakt sich in das Frontzahngebiet verlagert und die Seitenzähne diskludieren, wird die Folie von den Frontzähnen gehalten. Würden wir die Folie hierbei zwischen die Seitenzähne halten, so könnte sie zwischen ihnen ohne Widerstand herausgezogen werden.

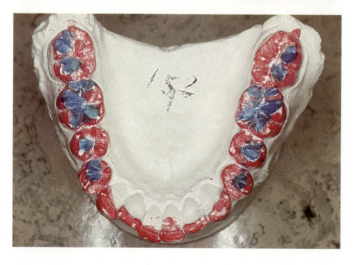

Abb. 130 und 131 Die Okklusalansicht der korrigierten Modelle. Orange würde jede Korrektur in Protrusionsstellung zeigen. Grün zeigt die Korrekturen in Arbeitsbeziehungen, Blau die Korrekturen auf der Leerlaufseite. Einige schwarze Punkte zeigen Korrekturen, die am Schluß gemacht wurden, um anteriore, posteriore und bukko-linguale Kontakte auszugleichen und so die mesiodistale und die bilaterale Balance und die kleinste Vertikaldimension

Die Prinzipien der okklusalen Korrektur

in zentrischer Okklusion herzustellen. Der linke obere Eckzahn zeigt mehr Reduktion als der rechte. Dies zeigt, daß die vorher eingenommene Verzahnung nicht nur eine Protrusions-, sondern auch eine Lateroprotrusionsposition des Unterkiefers gewesen ist.

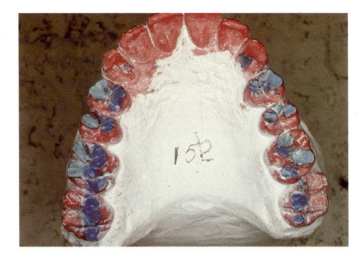

Abbildung 131

Abb. 132 und 133   Rechte und linke Bukkalansichten der korrigierten Modelle. Nach der Korrektur und nach Entfernen von störenden Flächen vom Schlußbiß der Modelle ist eine mehr distal gelegene Zahn-zu-Zahn-Relation der Zähne erreicht. Dies ist von größter Wichtigkeit für die Zahnpräparation, damit eine Behandlung ohne Übernahme und mögliche Vergrößerung von bestehenden Malokklusionen durchgeführt werden kann.

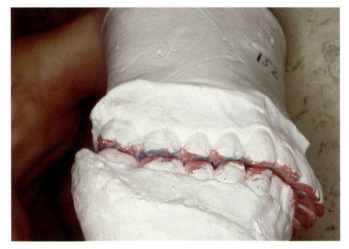

Abbildung 132

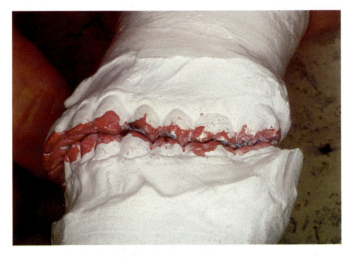

Abbildung 133

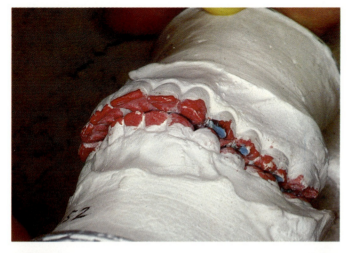

Abb. 134 Überbiß der Frontzähne. Die anteriore Disklusion muß richtig organisiert und durchgeführt werden, da sie von größter Wichtigkeit für die Präparation der Seitenzähne ist, um eine organische Okklusion zu erreichen. Je größer der horizontale Überbiß der oberen zu den unteren Frontzähnen ist, um so kleiner müssen die Höcker auf den Seitenzähnen werden. Je größer der vertikale Überbiß, um so größer können die Höcker gestaltet werden. Je besser die Diagnose, Planung und Organisation der anterioren Disklusion ist, desto besser wird die Präparation der Seitenzähne durchzuführen sein.

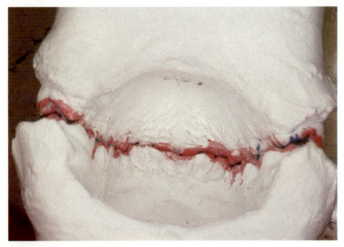

Abb. 135 Lingualansicht der Frontzahnkontakte. Sie zeigt, daß die Schneidekanten der unteren Frontzähne in den Konkavitäten der oberen Frontzähne oder auf dem Cingulum liegen.

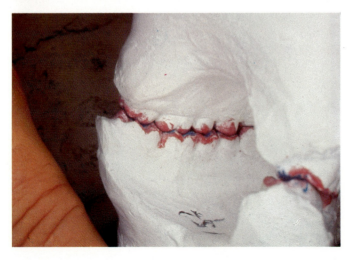

Abb. 136 und 137 Lingualansicht der Höcker-Fossa-Relationen nach Entfernen aller ableitenden Störkontakte. Der Unterkiefer befindet sich in seiner niedrigsten Vertikaldimension und in zentrischer Okklusion. Diese durch die okklusale Korrektur erreichte Verzahnung ist von großem Vorteil bei der Präparation der Zähne, da die Richtung der Leisten und Furchen, die Höckerhöhe und die Fossatiefe richtig bestimmt werden können. Dies ist für die korrekte Reduktion der Seitenzähne wichtig, damit später eine entsprechende exzentrische Disklusion erreicht werden kann.

Die Prinzipien der okklusalen Korrektur

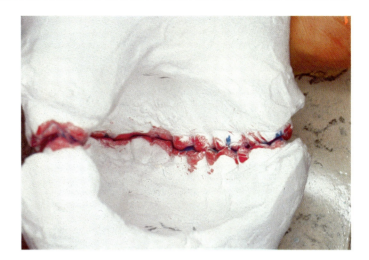

Abbildung 137

Abb. 138 und 139 Rechte und linke Seite der okklusal korrigierten Modelle in zentrischer Okklusion. Gleichzeitige interokklusale Kontakte der Seitenzähne in mesio-distaler und bilateraler Beziehung. Die Disklusion kann geprüft werden, indem man den Artikulator in Protrusion oder Rechts- und Linkslateralexkursion führt. Die dünne Folie kann, nachdem die interokklusalen Kontakte auf die Frontzähne überführt worden sind, sofort zwischen den Seitenzähnen herausgezogen werden.

Abbildung 138

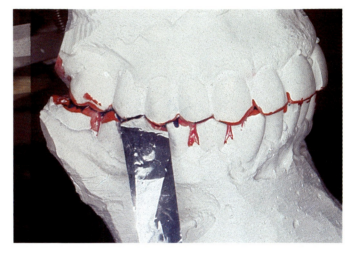

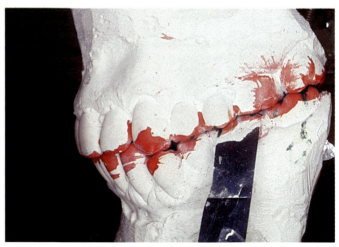

Abbildung 139

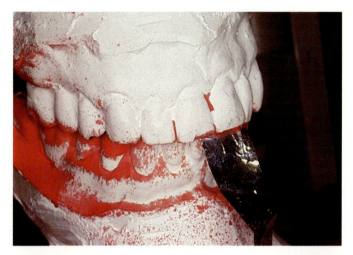

Abb. 140 Die Frontzähne stehen um die Dicke der Folienstärke (ca. 10 µm) außer Kontakt. Hält die Folie zwischen den Frontzähnen, so wurde auf den Seitenzähnen zuviel Zahnsubstanz reduziert. Die Seitenzähne sollten die zentrische Okklusion beenden. Die Frontzähne sollten beinahe in Kontakt miteinander stehen. Wird der Artikulator in exzentrische Bewegung geführt, so soll die Folie zwischen den Frontzähnen halten. Hiermit wird demonstriert, daß die interokklusalen Kontakte auf die Frontzähne übertragen wurden.

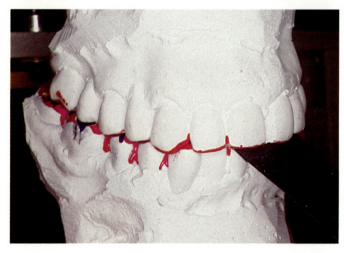

Abb. 141 In zentrischer Okklusion halten die Modelle das Artikulationspapier, das etwas dicker als die Folie ist. Dies zeigt, wie nahe die Frontzähne aneinanderliegen, so daß exzentrische Kontakte und Disklusion sofort bei jeder diagnostischen Bewegung mit leerem Munde auf die Frontzähne übertragen werden können.

nommen werden, da wir festgestellt haben, wie alle Möglichkeiten ausgeschöpft werden können und ob das Resultat gut genug ist, um in den Mund übertragen zu werden. Es wird ebenso bestimmt, wo man mit der Korrektur aufhören soll. Es ist von äußerster Wichtigkeit zu wissen, wo mit solch einer Korrektur aufzuhören ist, denn falls man zuviel Zahnstruktur entfernt, kann sie nur durch eine Restauration wieder ersetzt werden. Weitere wichtige Informationen werden dadurch erhalten, daß die okklusale Korrektur auf den montierten Modellen korrekt zu Ende geführt wird. Manchmal mag es angezeigt erscheinen, die Frontzähne aufzubauen, damit sie die korrekte Frontdisklusion durchführen können. Es können Anzeichen dafür auftauchen, daß bestimmte Reduktionen oder Additionen bei den Seitenzähnen durchgeführt werden müssen, so daß sie den Vorstellungen einer organischen Okklusion entsprechen.

Schliffacetten können auf den Zähnen und auf den Modellen sichtbar sein (Abb. 142). Der gezeigte Patient, ein 19 Jahre junger Mann, benötigt eine Vorsorgebehandlung. Auf sauber montierten Modellen sollte eine okklusale Kor-

Die Prinzipien der okklusalen Korrektur

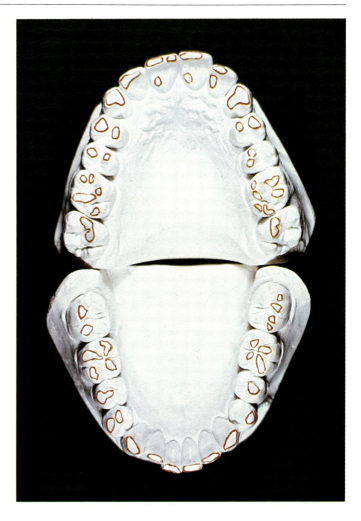

Abb. 142 Der Beginn von Destruktionsvorgängen auf den Okklusalflächen sowohl der Seiten- als auch der Frontzähne. Die Destruktion der Frontzähne (dargestellt durch Schliffacetten) wird verursacht durch die Tatsache, daß der Patient in zentrischer Relation seine Kieferhälften durch deflektierende Seitenzahnflächen nicht voll verzahnen kann. Das bedeutet, daß der Patient nicht in der Lage ist, den Unterkiefer dorthin zu führen, wohin die Muskeln, die Nerven und das Gelenk ihn gerne haben würden. Die Freiheit des Unterkiefers ist durch Kontakte, die den Unterkiefer aus der zentrischen Relation hinwegleiten, beschränkt. Der Unterkiefer befindet sich in einer von Zähnen geführten Position. Die Schliffacetten der Seitenzähne befinden sich entweder auf Teilen der Zähne, die den Schließvorgang aus der zentrischen Relation wegleiten, oder auf Teilen der Zähne, die bei exzentrischen Bewegungen nicht sofort diskludieren.

rektur vorgenommen werden. Hierbei muß die anteriore Disklusion korrigiert werden, damit diese Behandlung niemals zu einem Abnutzen der Zähne führt. Diese Wiederherstellung benötigt niemals eine erneute okklusale Korrektur. Wird jedoch keine Behandlung durchgeführt, würde das gesamte gnathologische System sich abnutzen, denn es enthält bereits den Keim der Zerstörung.
Die Abbildungen 41 bis 61 zeigen die großen Verschiebungen und die Höhendifferenz zwischen der habituellen, in Protrusion gelegenen Verzahnung und der zentrischen Okklusion (RKP, der Übersetzer). Die RKP (Zentrik) muß, um das Ziel einer organischen Okklusion zu erreichen, mit maximaler Verzahnung zusammenfallen.
Das Hauptziel einer okklusalen Korrektur, d. h. das Hauptziel einer Rehabilitation, ist, alle unerwünschten, unnötigen Kontakte des okklusalen Reliefs zu entfernen und nur die gewünschten Kontakte zu erhalten.
Wie in Abbildung 146 gezeigt, werden in die Seitenzähne Gleitbahnen gelegt, damit die gegenüberliegenden Höcker durch diese frei passieren können. Schleifbahnen an den überlappenden Oberkieferzähnen werden benutzt, um Kontakt zwischen Ober- und Un-

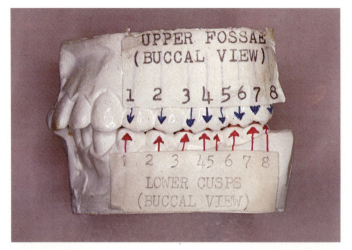

Abb. 143 und 144 Diese Bukkalansicht zeigt, wie jeder der bukkalen Höcker der unteren Seitenzähne (markiert mit roten Pfeilen) in Fossae der oberen Seitenzähne (markiert mit blauen Pfeilen) paßt. Die Lingualansicht zeigt die sechs palatinalen Höcker der oberen Seitenzähne (rote Pfeile), die in die Fossae der unteren Seitenzähne (blaue Pfeile) passen. Wir möchten, daß die Höcker in eine Fossa in einer Zahn-zu-Zahn-Relation mit dem gegenüberliegenden Zahn passen.

Abbildung 143

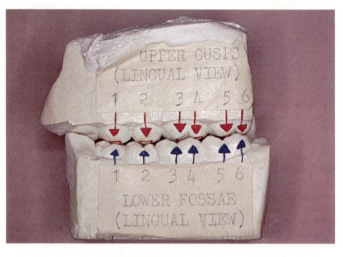

Abbildung 144

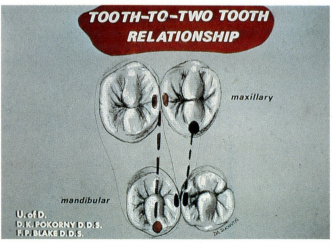

Abb. 145 Hier wird eine Zahn-zu-zwei-Zahn-Beziehung gezeigt, die dazu neigt, daß Höckerspitzen und marginale Leisten abgenutzt werden. Bei einer Zahn-zu-Zahn- oder Höcker-zu-Fossa-Okklusion gibt es weniger interokklusale Abnutzung. Daher können die interokklusalen Relationen viel länger erhalten bleiben.

Die Prinzipien der okklusalen Korrektur

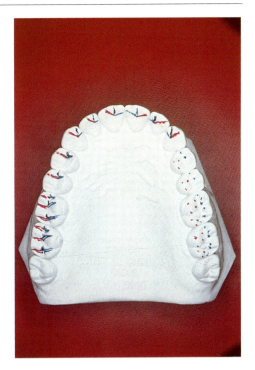

Abb. 146 Die Passagen für Unterkieferhöcker der Seitenzähne werden als Furchen, die von den zentrischen Kontakten wegführen, gebildet. Die einzigen interokklusalen Kontakte in Zentrik werden durch die kleinen Punkte dargestellt. Von diesen Punkten gleiten gegenüberliegende Höcker sofort in Furchen. Die Arbeitsfurchen sind rot eingezeichnet, die Leerlauffurchen blau und die Protrusionsfurchen schwarz. Es sind Passagen für Höcker. Es gibt jedoch zwischen gegenüberliegenden Zähnen keinen Kontakt außer in zentrischer Okklusion. Durch die Passagen gleiten die gegenüberliegenden Höcker bei jeder exzentrischen diagnostischen Testbewegung mit leerem Mund. Die Arbeitsfurchen sind das Resultat der Rotation des Unterkiefers um den näher gelegenen Kondylus. Die Leerlauffurchen sind das Resultat der Rotation des Unterkiefers um den weiter weg gelegenen Kondylus. Die schwarzen Linien stellen Passagen für Unterkieferhöcker dar, wenn beide Kondylen bei einer Protrusion nach vorne gleiten.

terkiefer bei exzentrischen diagnostischen Testbewegungen mit leerem Mund ausschließlich auf diese Kontakte zu beschränken. Die Gleitbahnen auf den Seitenzähnen sind hierbei völlig ohne Kontakt. Die Höcker dieser Zähne besitzen ausschließlich Kontakt in Zentrik.

Alle notwendigen exzentrischen Gleitbahnen wurden auf den korrigierten Modellen erstellt, so daß die gegenüberliegenden Höcker die Fossae – ohne anzuschlagen und ohne Kontakt – verlassen oder erreichen können. Hiermit ist der einzige interokklusale Kontakt in Zentrik auf den Seitenzähnen durch eine Höcker-Fossa-Kontaktbeziehung hergestellt (Abb. 143 und 144). Es ist nicht immer möglich, jeden tragenden Höcker mit einer gegenüberliegenden Fossa in Kontakt zu bringen, da die Situation bei Neutral-, Mesial- oder Distalbiß unterschiedlich ist. Auf jeden Fall sollen sich so viel Höcker wie möglich in Höcker-Fossa-Relation befinden.

Manchmal ist es auch unmöglich, alle Höcker in eine gegenüberliegende Fossa zu legen, so daß einige dieser Höcker auch auf interapproximale marginale Leisten zu liegen kommen (Abb. 145). Jedoch sollte versucht werden, solche Zahn-zu-zwei-Zahn-Kontakte auf ein Minimum zu beschränken. Eine Zahn-zu-Zahn- oder Höcker-zu-Fossa-Okklusion wird, wenn möglich, bevorzugt. Diese Anordnung erlaubt Schließ- und Ausgleichsstopper in mesio-distaler Richtung und A- und B- oder B- und C-Kontakte in bukko-lingualer Richtung. Auf diese Weise kann zumindest teilweise, wenn schon nicht total, die Okklusionseinheit, die aus einem Höcker in einer Fossa besteht, erreicht werden, um so okklusale Stabilität in mesio-distaler und bukko-lingualer Richtung zu erhalten. Das gewünschte Ziel ist ein dreipunktförmiger Kontakt eines jeden Höckers in einer dazugehörigen Fossa. Ein Dreipunktkontakt wird angestrebt, weil er die stabilste Unterstützung in der Mechanik ist. Diese interokklusalen Kontakte bestehen nur in Zentrik auf den Seitenzähnen und werden sofort von

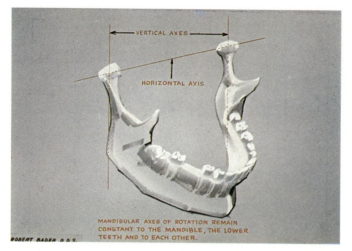

Abb. 147 Jeder Unterkieferzahn hat eine klare Relation zu jeder Kondyle. Es gibt einen Schnittpunkt der horizontalen Achse mit den rechten und linken vertikalen Achsen. Das Resultat ist ein rechtes und ein linkes Rotationszentrum. Dies erlaubt eine gleichzeitige Rotation in drei Ebenen und hat einen großen Einfluß auf die Leisten- und Furchenrichtung der Seitenzähne und auf die Gleitpfade auf den Palatinalflächen der oberen Frontzähne, wie in Abbildung 146 zu sehen ist. Dies ist wichtig für eine ordentliche Zahnpräparation.

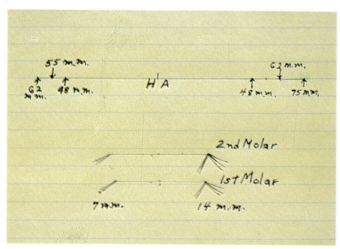

Abb. 148 Unterschiedliche Resultate bei Rotationszentren 48, 62 oder 75 mm vom Mittelpunkt des Artikulators entfernt. Rechts sieht man die Richtung einer bukkalen Furche auf einem Oberkiefermolaren. Viele Zahnärzte legen großen Wert auf die Bestimmung der terminalen Scharnierachse, benutzen jedoch eine Instrumentation (Artikulator) mit den gleichen unveränderbaren Rotationszentren für breite und schmale Schädel. Die richtige Einstellung der Rotationszentren ist eine wichtige Voraussetzung für die Präparation und Restauration von Zähnen.

diesen bei jeder exzentrischen diagnostischen Testbewegung mit leerem Mund gelöst. Dies ergibt ein System, in dem die interokklusalen Kontakte in Zentrik praktisch keiner Friktion unterliegen und daher nicht verschleißen. Somit wird dem gesamten System mehr Haltbarkeit verliehen.

Die Okklusionseinheit ist ein Höcker in einer Fossa. Ein Höcker in einer Fossa muß Schließstopper und Ausgleichsstopper und A- und B- oder B- und C-Kontakte besitzen, um mesiodistale und bukko-linguale Stabilität zu erhalten. Ein Höcker in einer Fossa muß eine Furche besitzen, in der er arbeiten kann. Diese Furche ist das Resultat der Rotation des Unterkiefers um den näher gelegenen Kondylus, und sie geht quer in den Zahn hinein. Der Höcker muß auch eine Furche haben, durch die er bei der Rotation um den gegenüberliegenden Kondylus arbeitet. Diese Furche verläuft schräg in den Zahn, da sie das Resultat der Rotation um den weiter entfernt gelegenen Kondylus ist. Außerdem muß der Höcker eine Furche haben, durch die er passieren kann, wenn die Frontzähne arbeiten. Diese Furchen sind das Resultat der Protrusion beider Kondylen (Abb. 146). Nicht alle diese Anteile sind mit einer okklusalen Korrektur zu erreichen, jedoch genügt die Erfüllung einer gewissen Anzahl dieser Forderungen, um ein sehr gutes Resultat zu erhalten. Wenn allerdings die zentrische Relation des Unterkiefers nicht richtig eingestellt ist und nicht mit der habituellen Verzahnung zusammenfällt, wird die Fehlokklusion fortgesetzt und mit den Restaurationen sogar noch verschlimmert werden.

Werden jedoch die Restaurationen in Zentrik erstellt und werden hierbei die exzentrischen Störkontakte entfernt, so können nicht nur die meisten interokklusalen Kontakte hergestellt werden, sondern sie bleiben auch für einen sehr langen Zeitraum bestehen. Das stomatognathe System wird sich dementsprechend im Laufe der Zeit nur sehr langsam abnutzen. Natürlich sind hierfür eine saubere Diagnose, eine ordentliche Fallplanung, exakte Präparationen und Restaurationen und eine ordentliche Korrektur der Okklusion einschließlich Finieren und Zementation erforderlich. Der einzige Weg, dies zu erreichen, ist, die Öffnungs- und Schließachse des Patienten zu lokalisieren und die axio-dentalen Relationen auf einen Artikulator zu übertragen, der nicht nur in der Lage ist, die Öffnungs- und Schließachse zu simulieren, sondern auch die Positionen der Rotationszentren des Patienten einnehmen kann. Weiterhin muß der Artikulator in der Lage sein, mit den exzentrischen Bewegungen der Rotationszentren eingestellt zu werden und diese nachzuahmen. Dann werden die im Artikulator montierten Modelle alle Bestimmungsmerkmale für Leisten- und Furchenrichtung, für Höckerhöhen und Fossatiefen und alle Bestimmungsmerkmale der horizontalen und vertikalen Überlappungen der Frontzähne duplizieren.

Je genauer die Reproduktion der Dynamik der Unterkieferbewegungen in einem Artikulator mit den darin genau montierten Modellen nachgeahmt werden kann, um so genauer kann die Diagnose, Fallplanung, Zahnpräparation, die Herstellung der okklusalen Fläche und die Wiederherstellung der richtigen anterioren und posterioren Disklusion erfolgen.

Die vorteilhafte und wünschenswerte Einstellung der richtigen dynamischen Reproduktion im Artikulator kann nur mit Instrumenten erreicht werden, die die genaue Lokalisation der terminalen Scharnierachse des Unterkiefers ermöglichen, und durch die Benutzung eines reibungsfreien Gerätes für die Aufzeichnung der Unterkieferbewegung, um im Artikulator jede exzentrische Bewegung der Rotationszentren des Unterkiefers nicht nur einzustellen, sondern auch nachahmen zu können. Die Benutzung von vereinfachenden sowie abkürzenden und somit unterlegenen Methoden kann nur zum Desaster führen, da wichtige Teile des Behandlungskonzeptes entweder gar nicht erkannt oder als unwichtig erachtet wurden.

Die genaue Reproduktion der Bewegungen und die exakte Lokalisation der Rotationszentren des Unterkiefers werden für die richtige Anordnung der Leisten und Furchen, der Höckerhöhen und Fossatiefen und der Relation des horizontalen zum vertikalen Überbiß der Frontzähne sorgen (Abb. 147 und 148).

Es ist sehr wichtig, den Einfluß der Bestimmungsmerkmale des Verhältnisses zwischen dem horizontalen und dem vertikalen Überbiß der Frontzähne zu beherrschen, da es direkt zur Frontzahndisklusion des stomatognathen Systems führt, wodurch die Disklusion der Seitenzähne gesteuert wird.

Kapitel 4

Überbiß der Frontzähne und Betrachtungen zur posterioren und anterioren Disklusion

Betrachtet man natürliche Zähne und Restaurationen im Hinblick auf die Disklusion oder Separation der beiden Kieferhälften, so haben wir es mit zwei verschiedenen Arten der Disklusion zu tun. Die erste Art ist die eingebaute, unveränderliche Disklusion, die durch das Herabgleiten der Kondylen in der Nähe ihrer Fossa verursacht wird, wenn sie sich entweder einseitig oder beidseitig von der zentrischen Relation wegbewegen. Dies läßt den rückwärtigen Teil des Unterkiefers, und da die Unterkieferzähne durch den Knochen mit den Kondylen verbunden sind, ebenso die rückwärtigen Unterkieferzähne nach unten gleiten, um hiermit die Zähne des Unterkiefers von denen des Oberkiefers zu separieren. Das Herabgleiten des Unterkiefers bei allen exzentrischen Bewegungen ist permanent und unveränderlich; diese Tatsache sorgt hiermit für ein stabiles Bestimmungsmerkmal für Höckerhöhe und Fossatiefe und für eine verläßliche und fixierte rückwärtige Disklusion.

Die anteriore Disklusion wird dadurch bewirkt, daß beim Herabgleiten der Mandibula bei exzentrischen Bewegungen der interokklusale Kontakt durch das Überlappen der Frontzähne des Oberkiefers über die des Unterkiefers bestimmt wird. Dies beendet bei jeder exzentrischen Unterkieferbewegung oder -position einen Scharnierachsenschließvorgang und kann, in Zusammenhang mit einem exzentrischen posterioren Gleiten der Kondylen in der Nähe der Eminentia, zu einem gewünschten Verhältnis der Disklusion zwischen Oberkiefer und Unterkiefer führen.

Ein gut abgestimmtes Verhältnis zwischen posteriorer und anteriorer Disklusion kann für eine erfreuliche und angenehme Unterkieferbewegung sorgen, die für das System der Propriorezeptoren sehr befriedigend ist. Viele Autoren nennen die anteriore Disklusion die anteriore Führung oder Eckzahnführung. Wir mögen den Gebrauch des Wortes Führung nicht, da die einzige Führung des Unterkiefers aus der Führung der Kondylen in der Fossa glenoidalis entsteht. Wir meinen, daß jeder Zahn, der den Schließvorgang führt oder ihn leitet, in Malokklusion steht. Und tatsächlich ist die Behandlung so aufgebaut, daß sie vom stomatognathen System jeden interokklusalen Kontakt entfernt, der den Schließvorgang des Unterkiefers führt oder ihn gleiten läßt, um vielmehr dafür zu sorgen, daß der Unterkiefer frei ist, sich dorthin zu bewegen, wohin die Muskeln, die Nerven und die Kiefergelenke es wünschen. Wir beseitigen jede Zahnführung von der Okklusion. Die Hauptaufgabe der Okklusion ist es, den Scharnierachsenschließvorgang zu beenden, sei es in zentrischer Relation oder in einer exzentrischen Position.

Es mag eigentümlich klingen, aber die Okklusion hat keine Funktion. Jedoch hat die Okklusion eine Reihe von Aufgaben. Okklusion bedeutet: geschlossene Zähne; mit geschlossenen Zähnen ist jedoch keine Funktion möglich. Die Funktion des Unterkiefers findet auf dem Weg zur Okklusion statt. Wir möchten, daß der Mund als ein mit vielen Schneidekanten versehener Mechanismus funktioniert.

Das Mörser-Pistill-Prinzip würde durch seinen ständigen Kontakt die Werkzeugoberfläche abnutzen und zerstören; Scheren schneiden jedoch, bevor die Schneidekanten miteinander in Kontakt geraten. Wir haben Scheren mit einzelnen Schneiden in Form der Frontzähne und solche mit mehreren Schneiden in Form der rückwärtigen Zähne. Wenn wir im Kopf behalten, wie unsere Schneidwerkzeuge aussehen sollen, und wenn wir für eine korrekte posteriore und anteriore Disklusion sorgen, so sind wir in der Lage, alle unerwünschten, unnötigen und nutzlosen Kontakte zu beseitigen und nur die gewünschten Kontakte herzustellen und zu erhalten.

Wenn wir die nötige Information über die Unterkieferbewegungen besitzen, so sind wir in der Lage, gleichmäßig Festes und Leeres oder Erhebungen und Vertiefungen zu verteilen, um somit einen friedfertigen Mechanismus ohne Selbstzerstörung zu schaffen.

Wie bereits bemerkt, hat die Okklusion keine Funktion. Eine Funktion läuft auf dem Weg zur Okklusion ab. Dasselbe gilt für die zentrische Okklusion. Sie ist eine Oberkiefer-Unterkiefer-Relation, wobei die Kondylen in ihrer rückwärtigen, kranialen und nicht seitenverschobenen Position liegen. Jede Funktion läuft jedoch anterior der zentrischen Relation ab. Für die zentrische Relation gibt es keine vertikale Aussage. Wir messen stets die zentrische Oberkiefer-Unterkiefer-Relation ohne Zahnkontakt, da der Kontakt von Zähnen den Schließvorgang durch Frühkontakte in eine exzentrische Position führen könnte. Die zentrische Relation des Unterkiefers ist eine Grenzposition. Wir haben nach vorne gelegene und seitliche Limitationen der Unterkieferbewegungen, die wir Grenzbewegungen nennen. Die zentrische Relation ist die rückwärtigste Position des Unterkiefers. Wir legen großen Wert darauf, die zentrische Relation zu registrieren, da es die einzige Oberkiefer-Unterkiefer-Beziehung ist, die wiederholt werden kann. Die zentrische Relation ist das Ziel für die volle Verzahnung der Seitenzähne in einer organischen Okklusion.

Die sorgfältige und detaillierte Untersuchung des stomatognathen Systems, nämlich der Gelenke, der Muskeln, der Nerven und der okklusalen Anteile der Zähne, zeigt, daß die Okklusalflächen der Zähne in Übereinstimmung mit den Bewegungen der Kondylen, der Okklusionsebene und dem Überbiß der Frontzähne aufgebaut sind. Die Okklusionsebene und ihr Einfluß auf die Höckerhöhe und Fossatiefe wird bei den Bestimmungen von Höckerhöhe und Fossatiefe dargestellt (Abb. 88 bis 91). Der Überbiß der Oberkieferfrontzähne ist in die Diskussion über die Bestimmungsmerkmale der Höckerhöhe und Fossatiefe ebenfalls eingeschlossen (siehe dazu Kapitel 2).

Die bukko-lingualen Relationen der Seitenzähne müssen unter Umständen bei Kreuzbissen verändert werden, um stabile Relationen zu erhalten. Die Relationen können ebenfalls durch kieferorthopädische oder prothetische Maßnahmen geändert werden, um die gewünschte Disklusionsart zu erreichen. Der Patient sollte gut aussehen und gut sprechen können, und für die Frontrelationen ist der dentolabiale Aspekt ein sehr wichtiger Faktor. Die Vertikaldimension der Okklusion wird oft verändert, um für eine bessere Überlappung der Oberkieferfrontzähne zu sorgen und um Platz für Restaurationen eines großen Teils von abradierten Zähnen bei der Rekonstruktion von schwer zerstörter Zahnsubstanz zu schaffen (Abb. 149 bis 154).

Der horizontale und vertikale Überbiß der oberen Frontzähne wird oft geändert, um für ein besseres Aussehen, für ein besseres Sprechen und für eine bessere Disklusion zu sorgen. Dieses Ziel wird normalerweise mit kieferorthopädischen oder restaurativen Mitteln erreicht, in seltenen Fällen auch durch chirurgische Maßnahmen.

Die Zahnreihen bringen wir in einer Höcker-Fossa-Relation der seitlichen Zähne zusammen (Abb. 153 und 154). Es gibt hierbei keine Schliffacetten, über die Höcker in Fossae oder aus Fossae gleiten könnten. Wir benutzten

Abb. 149 und 150 Modelle vor und nach einer Rehabilitation. Die Vertikaldimension des Ausgangszustandes wurde leicht angehoben, um einen Teil der abradierten Zähne wiederaufzubauen und auch um den Frontzähnen einen kleineren Disklusionswinkel zu ermöglichen. Das Resultat war ein besseres Verhältnis der anterioren zur posterioren Disklusion. Der Patient war dankbar, daß ihm nun ein Teil seiner Frontzähne nicht mehr hinderlich war.

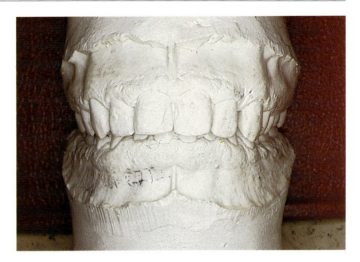

Abbildung 149

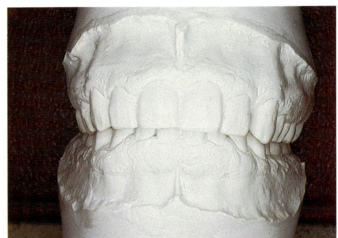

Abbildung 150

Abb. 151 und 152 Abbildung 151 zeigt, wie Unterkieferfrontzähne die Palatinalflächen der abgenutzten oberen Frontzähne berühren. Nach der Rehabilitation (Abb. 152) wurde eine viel bessere Relation der unteren zu den oberen Frontzähnen ermöglicht. Wenn möglich, sollte die palatinale Konkavität der oberen Frontzähne so angelegt werden, daß nach Verlassen der Zentrik ein Raum entsteht, der außerhalb des Kauzyklus und außerhalb des gewöhnlichen Gebrauchs des Unterkiefers beim Sprechen bei der Mimik und bei einer exzentrischen diagnostischen Testbewegung mit leerem Munde liegt.

Überbiß der Oberkieferfrontzähne und Betrachtungen zur posterioren und anterioren Disklusion

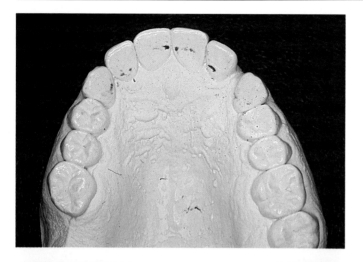

Abbildung 152

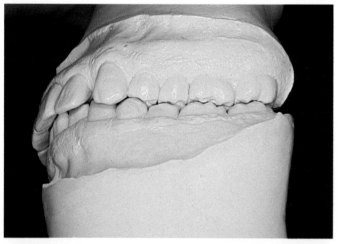

Abb. 153 und 154 Die Höcker-Fossa-Verzahnung der Seitenzähne nach fertiggestellter Rehabilitation. Die tragenden Höcker der Seitenzähne bilden in den dazugehörigen gegenüberliegenden Fossae Schließstopper und Ausgleichsstopper. Das wichtigste Ziel der Okklusion ist, den Schließvorgang zu beenden. Auf den hier gezeigten Illustrationen stoppen die Seitenzähne den Schließvorgang in zentrischer Relation des Unterkiefers. Dies schließt Kontakt von Frontzähnen aus, jedoch ist die Anordnung der Frontzähne sehr nahe beieinander.

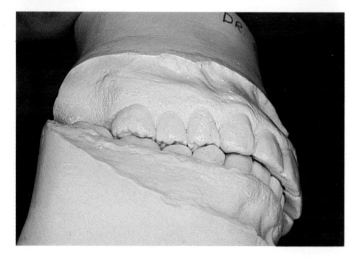

Abbildung 154

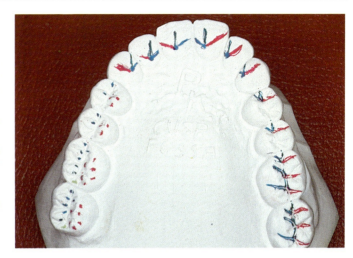

Abb. 155 Die Punkte stellen die interokklusalen Kontakte der Seitenzähne dar. Auf der rechten Seite des Bildes sind die Furchen, durch die die tragenden Höcker die Fossae verlassen, eingezeichnet. In zentrischer Okklusion sollen Kontakte ausschließlich an den mit Punkten eingezeichneten Stellen bestehen. Bei jeder exzentrischen Bewegung sollen die interokklusalen Kontakte auf die Frontzähne übertragen werden, hier dargestellt durch die farbigen Striche auf den Palatinalflächen der oberen Frontzähne.

Furchen; es gibt hierbei keinen Kontakt, wenn ein Höcker die Fossa bei einer exzentrischen, leeren Mundbewegung verläßt, wobei die Zähne des Unterkiefers unter den Oberkieferzähnen in Lateral- und Protrusionsbewegungen vorbeilaufen (Abb. 155).

Auch die Frontzähne haben eine Höcker-zu-Fossa-Relation. Die Fossae weichen von denen der Seitenzähne insofern ab, als Schleifwege vorhanden sind, um die Unterkieferschließbewegungen bei diagnostischen exzentrischen Testbewegungen mit leerem Mund zu beenden. Bei allen exzentrischen Schließbewegungen des Unterkiefers stoppen die Frontzähne diese Bewegung, wobei auf den Seitenzähnen kein Kontakt besteht, bis diese ihre zentrische Okklusion erreicht haben. Die Abhänge und Kurven der palatinalen Flächen der oberen Frontzähne sorgen für ein Übereinstimmen des Gleitens mit dem Gleiten der Kondylen auf deren Abhängen. Dies schafft eine Kontrollmöglichkeit für die Aufgabe, daß der vordere Teil des Unterkiefers im selben Verhältnis wie der rückwärtige Teil des Kiefers nach unten geführt wird. Für die Disklusion der Zähne bei Testbewegungen, und damit die Zähne in ihren spezialisierten Gruppenfunktionen arbeiten können, gibt es zwei Stellen, an denen dafür gesorgt wird, daß der Unterkiefer sich gegen den Oberkiefer abhebt (Abb. 156 und 157).

1. Die rückwärtige Disklusion ist das Ergebnis einer Abwärtsbewegung der Kondylen auf der Leerlaufseite, wenn ein aktiver Kauvorgang auf der gegenüberliegenden Seite vorliegt. Dies bedeutet mehr oder weniger die Protrusion eines Kondylus, nämlich des Leerlaufkondylus, wogegen der Arbeitskondylus in der Gegend seiner rückwärtigen Position stehenbleibt (Abb. 158).
2. Bei den Frontzähnen gibt es mehr oder weniger eine Protrusion, verursacht durch beide Kondylen, wobei die Frontzähne den Unterkieferschluß mit ihren Schneidekanten stoppen. Hier sorgt der Überbiß der Frontzähne für eine anteriore Disklusion, indem das Schließen des Unterkiefers bei jeder exzentrischen Position beendet wird. Natürlich stoppen die Seitenzähne den zentrischen Schlußvorgang, wenn sie – wie gewünscht – maximal verzahnen. Die Frontzähne nähern sich bei diesem vollständigen Schlußvorgang einander an, schleifen aber nicht und kontaktieren nicht. Beim Kauzyklus finden die Seitenzähne in dieser gleichen Position ihren Schlußbiß (Abb. 159 und 160).

Bei einer neutralen Okklusion gleitet bei einer Testbewegung mit leerem Mund auf der Arbeitsseite der untere Eckzahn durch die mesiale Fossa des oberen Eckzahnes. Diese Be-

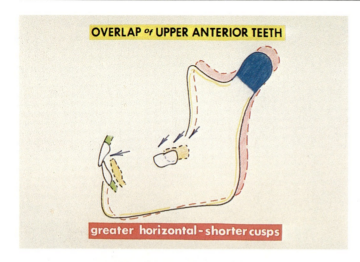

Abb. 156 Auf die Sagittalebene projiziert, wird die posteriore Disklusion des Unterkiefers gezeigt. Der Unterkiefer gleitet vorwärts und abwärts. Dies separiert oder diskludiert die Seitenzähne. Man sieht ferner die Überlappung der Frontzähne. Bei einer Protrusion des Unterkiefers stoppt der Überbiß der Frontzähne den Schließvorgang des Unterkiefers weiter mesial. Der vordere Teil der Mandibula liegt weiter mesial; hierdurch diskludieren die vorderen Seitenzähne. Es ist wünschenswert, daß posteriore und anteriore Disklusion in einem ungefähr gleichen Winkel ablaufen. Aus Sicherheitsgründen kann die Frontzahndisklusion jedoch etwas steiler als die posteriore Disklusion hergestellt werden.

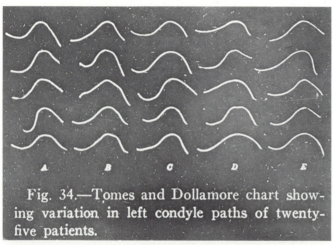

Abb. 157 Die Form der Kondylenbahn von 25 verschiedenen Patienten. Man sieht große Unterschiede im Winkel und in der Kontur der Eminentiae. Es ist sehr wichtig, daß man diese Konfiguration kennt und in ein Wiedergabegerät (Artikulator) einspeichert, so daß der horizontale und vertikale Überbiß der Frontzähne entsprechend der posterioren Disklusion erstellt werden kann.

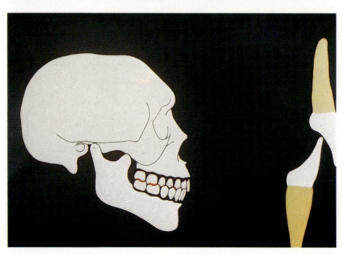

Abb. 158 Anteriore Disklusion bei einer Lateralbewegung, wobei sich nur ein Kondylus nach vorne bewegt. Der untere Eckzahn stoppt die Unterkieferbewegung in exzentrischer unikondylärer Protrusion. Der untere Eckzahn arbeitet bei einer neutralen Okklusion gegen die me-

siale Kontur des oberen Eckzahnes, bei einer distalen Okklusion jedoch möglicherweise gegen den mesialen Abhang des ersten oberen Prämolaren. Bei einer mesialen Okklusion kann der untere Eckzahn möglicherweise mit dem zweiten oberen Frontzahn zusammenarbeiten.

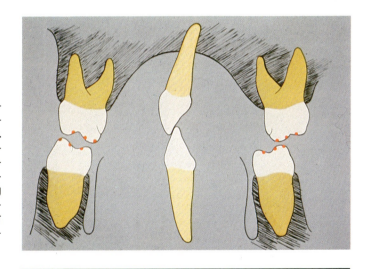

Abb. 159 Bei einer Exkursionsbewegung übernehmen die Frontzähne die Disklusion der Seitenzähne. Bikondyläre Protrusion des Unterkiefers unter Benutzung der Frontzähne. Die Überlappung der Frontzähne ist steiler als die Überlappung der Eckzähne. Dies führt den Unterkiefer mehr nach unten als bei einer unikondylären Protrusion einer Lateralbewegung.

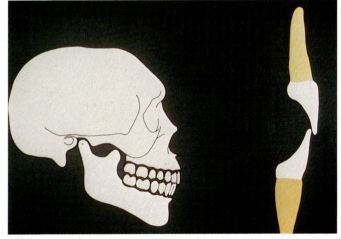

Abb. 160 Bikondyläre Protrusion des Unterkiefers, Führung nur durch Frontzähne. Der Überbiß der oberen Frontzähne ist steiler als der der Eckzähne, so daß eine bikondyläre Protrusion den Unterkiefer stärker als eine unikondyläre Protrusion bei einer Lateralbewegung absenkt.

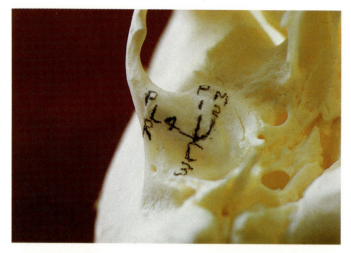

Abb. 161 Das kondyläre Führungssystem, projiziert auf eine Horizontalebene der rechten Fossa glenoidalis. (3) markiert die zentrische Relation und das Rotationszentrum des Kondylus. Bei bikondylärer Protrusion bewegen sich die Rotationszentren nach anterior (1). Wird eine Linkslateralbewegung durchgeführt, kommt es zu einer unikondylären Protrusion (2). Mit der unikondylären Protrusion bei einer Lateralbewegung ist immer eine Mediotrusion (Sideshift, Bennett-Bewegung) des vorwärtsgleitenden Kondylus verbunden. Die Bewegung des Rotationszentrums bei Vorwärtsbewegung der gegenüberliegenden Seite ist bei (4) zu sehen. Kombiniert mit dieser Laterotrusion können eine Lateroprotrusion (P) und eine Lateroretrusion (R) ablaufen. Auf eine Frontalebene projiziert, könnten wir sehen, ob der Rotations- oder Arbeitskondylus bei einer Unterkieferbewegung in seine Richtung auswärts und abwärts (Laterodetrusion) oder auch auswärts und aufwärts (Laterosurtrusion) abläuft.

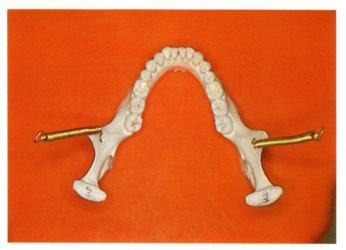

Abb. 162 Rotationszentren (3) auf den Kondylen. Die Rotationszentren einer jeden Kondyle erlauben eine Rotation in drei Ebenen gleichzeitig. Dies gestattet es dem Unterkiefer, um seine Öffnungs- und Schließachse zu rotieren, lateral zu rotieren und vertikal um eine Sagittalachse zu rotieren, wenn eine Kondyle sich bei einer Lateralbewegung nach vorne bewegt. Diese Rotationszentren werden von einer Fossa glenoidalis geführt, mit der sie artikulieren. Sie erlaubt dem Unterkiefer seine beiden Bewegungsmöglichkeiten: Rotation und Gleiten.

wegungsrichtung ist das Resultat einer Rotation um den näher gelegenen oder Arbeitskondylus. Jedoch ist die Form dieser Gleitfläche in Beziehung zu bringen zur Kondylarbahnneigung auf der Leerlaufseite. (Man erinnere sich immer: Dies sind keine Kaubewegungen, sondern extrazyklische diagnostische Testbewegungen mit leerem Mund. Sie sind Teil der funktionellen Möglichkeiten. Jedoch erzwingen diese Schliffflächen auf den Frontzähnen die nötige Disklusion der Seitenzähne in exzentrischen Bewegungen, indem sie den Schließvorgang stoppen.)

Die Zunge und die Lippen üben einen nachbarlichen Einfluß auf die Bögen der lingualen Konkavität aus. Die Faktoren sind der starke Rückhalteeffekt der Lippe vor den oberen Frontzähnen, das Verweilen dieser oberen

Frontzähne auf der Naß-Trocken-Grenze der unteren Lippe in Ruhestellung und der abstützende Effekt der Zunge auf den palatinalen Teil der Frontzähne. Dies wird durch die Tatsache stabilisiert, daß die Unterkieferfrontzähne an der Unterfläche der vorderen Spitze der Zunge und der unteren Lippe anliegen. Tatsächlich bildet der Frontzahnbogen die Palatinalflächen der oberen sechs Zähne zu einer großen Fossa, in die die unteren sechs Zähne als ein großer Höcker hineinarbeiten. Daher müssen folgende Faktoren berücksichtigt werden:

1. die palatinale Gestaltung der Zähne,
2. die Anterior-Posterior-Stellung der Längsachse der Zähne,
3. die Stellung eines jeden einzelnen Zahnes,
4. der Gesamtbogen der Frontzähne auf der Horizontalebene,
5. der horizontale Überbiß der Frontzähne und
6. der vertikale Überbiß.

Das Studium der Palatinalflächen der oberen Frontzähne zeigt, daß viele dieser Frontzähne ausgeprägte palatinale Fossae und hervorstehende mesiale oder distale marginale Leisten besitzen. Manche besitzen ein sehr erhabenes Cingulum. Sie können klassifiziert werden als

1. schaufelförmig (mongoloid),
2. löffelförmig,
3. bootförmig,
4. kastenförmig,
5. ohne besondere Fossa und
6. mit einer starken zentralen Leiste versehen.

Jetzt wird klar, daß man, wenn man Frontzähne wiederherstellt, den Einfluß der Kieferbewegungen mit berücksichtigen muß. Die Kondylen arbeiten wie Unterkieferhöcker in eine Oberkieferfossa, und sie bewegen sich seitwärts, einwärts und auswärts. Daher muß die palatinale Kontur der oberen Frontzähne ein harmonisches Gleiten mit dem Kiefergelenk gewährleisten. Während jedoch das Gelenk gut geschmiert ist und außerdem eine gewisse Fähigkeit besitzt, sich zu reparieren, werden die Zähne nur durch den Speichel geschmiert, und es besteht keine Chance, irgendeine Abnutzung wieder zu reparieren. Die Kondylen und ihre Fossae nutzen weder ab noch verändern sie sich mit gutem okklusalem Schutz, wohingegen die Kiefergelenke sich ohne die okklusale Schutzmöglichkeit destruktiv verändern (Abb. 161 und 162).

Das Material, welches bei Restaurationen auf den Kontaktflächen benutzt wird, sollte Gold sein, da Gold den größten Schutz gegen Abnutzungserscheinungen bietet und Gold-zu-Gold-Kontakte die besten sind. Porzellan gegen Porzellan birgt die größte Selbstzerstörung in sich, während Kunststoff – so seltsam es scheinen mag – eine größere Fähigkeit besitzt, Abnutzungserscheinungen zu widerstehen, als Porzellan. Frontzähne mit Schleifflächen für Bewegungen mit leerem Mund richtig herzustellen, ist ein sehr schwieriges Problem, jedoch kann mit Hilfe einer gnathologischen Messung – mit einem Gefühl für einen weichen Ablauf und mit einem guten Beurteilungsvermögen – ein ziemlich gutes Ergebnis bei der Wiederherstellung der richtigen palatinalen Konkavitäten und bei der Errichtung eines richtigen Zahnbogens erreicht werden.

Die konkave Natur der Palatinalflächen muß ständig im Kopf behalten werden und an die bestehenden horizontalen und vertikalen Überbisse der Frontzähne in vollem Ausmaß adaptiert werden.

Beim Aufwachsen ist die erste Aufgabe, die dritte Stufe der Disklusion herzustellen. Dies bedeutet ein angenehmes Öffnen des Mundes mit dem vorhandenen Überbiß der Frontzähne. Die gegenüberliegenden Inzisalkanten sollten so aufgebaut werden, daß die Eckzähne ebenso wie die ersten und zweiten Inzisivi jeweils einzeln miteinander Kontakt haben können, ohne daß rückwärtige Zähne oder andere Frontzähne dies verhindern. Dies gibt den jeweils gegenüberliegenden Oberkiefer- und Unterkieferfrontzähnen die gewünschte Freiheit beim Zubeißen, ohne daß gleichzeitig andere Zähne ebenfalls miteinander Kontakt

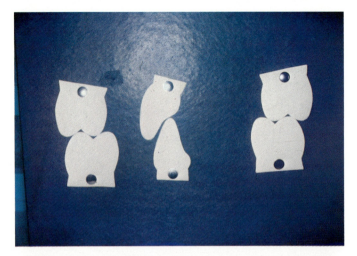

Abb. 163 Bei dieser Verzahnung befinden sich die Seitenzähne in zentrischer Relation. Hierbei wird der Biß nur von den Seitenzähnen gestoppt. Die Frontzähne haben keinen Kontakt miteinander, sie sind jedoch nur 10 µm voneinander entfernt.

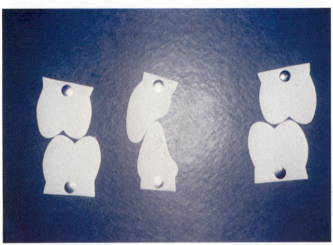

Abb. 164 In der ersten Disklusionsphase wird der Unterkiefer nur 0,02 mm bewegt, die exzentrischen Kontakte werden sofort auf die Frontzähne übertragen. Bei einer organischen Okklusion möchten wir, daß dieser Wechsel des interokklusalen Kontaktes von den Seiten- auf die Frontzähne innerhalb des ersten Millimeters der Bewegung oder innerhalb des ersten Grades der Rotation des Unterkiefers stattfindet. Könnten wir so genau arbeiten, so würden wir die interokklusalen Kontakte der Seitenzähne nur in Form von ganz kleinen Punkten gestalten. Indem die interokklusalen Kontakte auf die Frontzähne übertragen werden, stoppen sie den Schließvorgang in dieser exzentrischen Position, der Unterkiefer wird nach ventral abgesenkt, so daß die Seitenzähne separiert werden.

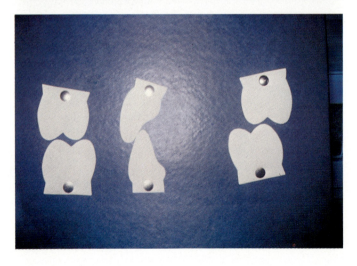

Abb. 165 In der zweiten Disklusionsphase haben sich die Zähne weiter in anteriorer Richtung bewegt. Dies verursacht eine größere Trennung der Seitenzähne, da die Schließung des Unterkiefers weiter ventral als in Abbildung 130 gezeigt abläuft.

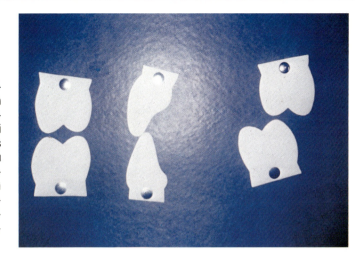

Abb. 166 In der dritten Disklusionsphase (maximale Separation in einer Spitze-zu-Spitze exzentrischen Position) versuchen wir bei einer Rehabilitation mindestens 1 mm Disklusion der Seitenzähne zu erreichen. Bei einer okklusalen Korrektur der natürlichen Zähne geben wir uns bereits mit der Dicke des Artikulationspapiers oder, auf Modellen, mit der Dicke des Markierungssprays zufrieden.

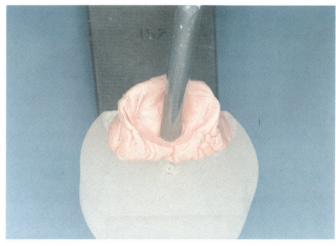

Abb. 167 Die Kunststoffführung auf dem Inzisaltisch wurde entweder nach einem Wachsaufbau der Frontzähne zur Simulation der anterioren Disklusion oder anhand der Modelle der Zähne des Patienten, falls diese keine Änderung erfordern, hergestellt. Der Inzisalstift führt im individuellen Inzisalteller die Exkursionsbewegungen des Unterkiefers und verhindert das Abtragen von Wachs oder Gips bei der Bewegung des Artikulators in die verschiedenen Richtungen.

haben. Solch eine Protrusions- oder Lateroprotrusions-Kontaktbeziehung der Frontzähne sollte die Seitenzähne um mindestens 1 mm diskludieren (Abb. 164).
Die erste Phase der Disklusion läuft ab, indem durch Kontakt der unteren Schneide- und Eckzähne bei Protrusions- und Lateralbewegungen innerhalb des ersten Millimeters oder des ersten Grades der Rotation der Bewegung des Unterkiefers eine Öffnung eingeleitet wird. Es muß jetzt in dieser ersten Phase für etwas Öffnung gesorgt werden, selbst wenn durch Grenz- oder Zwischenbewegungen der Kondylen im Seitenzahnbereich praktisch keine Öffnung vorliegt. Diese erste Phase der Disklusion ist von äußerster Wichtigkeit für die sofortige Disklusion der rückwärtigen Höcker. Falls kein augenblickliches Herabgleiten der Kondylen hierfür sorgt, wird die Disklusion durch die Öffnungskomponente der palatinalen Abhänge der Oberkieferfrontzähne bewirkt. Die Disklusion der Seitenzähne muß bei exzentrischen diagnostischen Testbewegungen schnell eintreten. Andernfalls läge eine sogenannte Longzentrik oder kurze Protrusion oder weite Zentrik vor (Abb. 165 und 166).
Die mittlere, zweite Phase der Disklusion wird von den marginalen Leisten und palatinalen

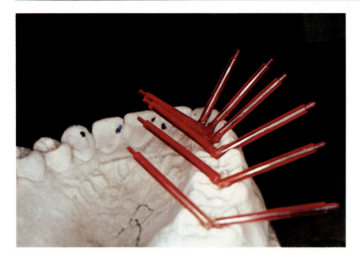

Abb. 168 Die roten Gußstifte wurden in Arbeits- (rechts) und Leerlauffurchen (links) befestigt. Dies zeigt, wie die Okklusalflächen das Ergebnis von Unterkieferbewegungen sind und wie die dynamische Spirale auf jedem Satz natürlicher Zähne, der nicht abgenutzt ist, dargestellt werden kann. Gute, nicht abgenutzte, natürliche Zähne sind das beste Beispiel für die dentale Anatomie. Die Lage dieser Gußstifte kann als eine wichtige diagnostische Kontrolle für mögliche okklusale Interferenzen oder pathologische Okklusions- und Disklusionsverhältnisse benutzt werden.

Abhängen der oberen Frontzähne so geführt, daß ein leichter Übergang von der Anfangsphase der Disklusion zur dritten Phase oder maximalen Disklusion entsteht. Das Verhältnis der Neigung der Kondylenbahn zum Öffnungswinkel der Frontzähne ist dann korrekt, wenn beide etwa in einem 1:1-Verhältnis zueinander angelegt sind.

In der Praxis wird so vorgegangen, daß der vorher aufgewachste Überbiß mit seinen drei Phasen der Disklusion auf einem individuell ausgeformten anterioren Teller festgehalten wird, um zu verhindern, daß Wachs- oder Gipszähne beim Aufwachsen der Seitenzähne in exzentrischen Testrelationen abgenutzt werden. Dieser individuelle Frontzahnteller wird in weichem Kunststoff geformt und später durch Schleifen oder erneutes Auftragen von Kunststoff korrigiert (Abb. 167).

Die anteriore Disklusion wird organisiert, bevor die Seitenzähne aufgewachst werden, da diese als Ergebnis von Kondylarbahnneigung und Frontzahnführung gestaltet werden.

Weiß man um die Auswirkungen des Überbisses der oberen Frontzähne und werden die Frontzähne in Übereinstimmung mit den Bestimmungsmerkmalen hergestellt, so verlieren Begriffe wie „Frontzahnführung" oder „generalisierte Fissurenanlagen" an Bedeutung. Hier sollten die Prinzipien der Geometrie, der Physik und der Mechanik in einer intelligenten Kombination benutzt werden, um diese wichtigen Teile des stomatognathen Systems wiederherzustellen.

Es gibt vieles, was wir nicht wissen und das noch gelernt werden muß. Weitergehende Studien der spiralförmig angelegten Höcker und ihrer Anordnung von den letzten Seitenzähnen zu den Eckzähnen und Frontzähnen im Oberkieferbogen werden nötig sein, um besser zu beurteilen, ob Frontzähne zu weit überlappen (Abb. 168). Bei zu großer Überlappung ist die Disklusion durch die Frontzähne im Verhältnis zur Disklusion, die durch die Kondylenbahnneigung verursacht wird, zu steil. Dies führt zu Abnutzungserscheinungen der Frontzähne, da sie im Kauzyklus und bei der Gesichtsmimik stören. An Schliffacetten sieht man ebenfalls, ob die palatinalen Abhänge der oberen Front- und Eckzähne gerade oder gar konvexe Konturen anstatt der natürlichen konkaven Konturen besitzen. Wird für zu wenig Überbiß gesorgt und ist hiermit die anteriore Disklusion nicht vorhanden, sind Schliffacetten auf den Seitenzähnen die Folge, was in vielen Fällen zu Bruxismus führt. Die Muster des Bruxismus variieren. Bei ungenügender anteriorer Disklusion verlaufen die Schleifpfade oft in anterior-posteriorer Richtung, bei lateralen exzentrischen Schliffacetten

Abb. 169 und 170 Wenn die Beinaheberührung der unteren Frontzähne mit den Palatinalflächen der oberen Frontzähne auf guten Modellen, wie hier gezeigt, markiert wurde, dann haben die unteren ersten Frontzähne ihre Lage gegenüber der tiefsten Konkavität der Palatinalflächen der oberen Frontzähne. Diese liegt etwa in der Mitte der Strecke zwischen der Inzisalkante und dem Cingulum. Die zweiten Frontzähne haben weniger Überbiß als die ersten Frontzähne, und die Eckzähne haben weniger Überbiß als die zweiten Frontzähne.

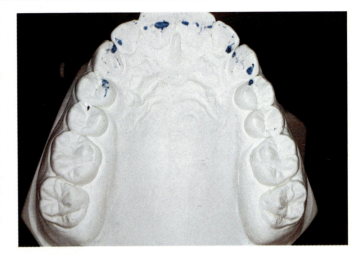

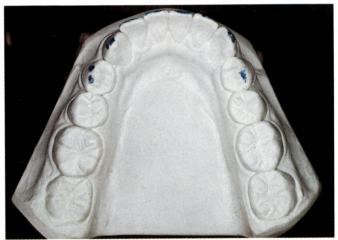

Abbildung 170

Abb. 171 und 172 Überbißrelationen eines guten Satzes von Frontzähnen aus okklusaler und lingualer Sicht. Wie bereits in Abbildung 164 gezeigt, verkleinert sich der Überbiß der oberen Zähne, wenn wir uns nach distal die labialen und bukkalen Verhältnisse vom ersten Frontzahn zum dritten Molaren anschauen.

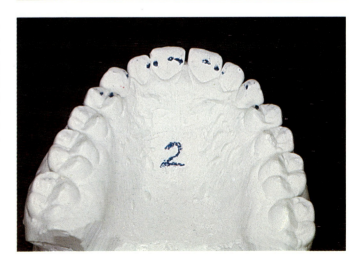

Abbildung 171

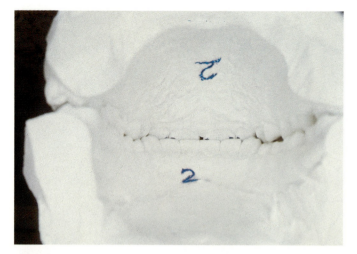

Abbildung 172

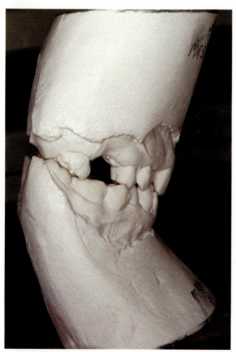
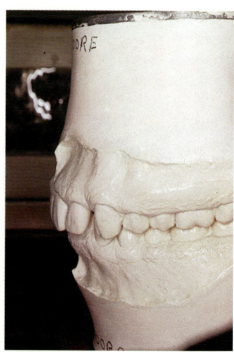

Abb. 173 und 174   Der Autor hat in seinem Leben Tausende von Modellen in einen Artikulator montiert und hat hierbei niemals festgestellt, daß Frontzähne mehr als 22 mm distal der Montageplatte des Artikulators lagen (Abb. 173). Er hat auch keinen Patienten gefunden, dessen Frontzähne mehr als 22 mm mesial der Frontkante der Montageplatten des Artikulators gelegen haben. Daher wurde bei der Entwicklung von Gesichtsbögen und Artikulatoren hierauf Wert gelegt, denn so kann die gesamte menschliche Rasse innerhalb dieser Grenzwerte gemessen werden.

Abb. 175 und 176 Diese montierten Modelle eines idealen menschlichen Gebisses illustrieren die richtigen Kontaktrelationen. Die Seitenzähne beenden den Schließvorgang. Die oberen Frontzähne überlappen die unteren Frontzähne in einem Abstand, der eng genug ist, um Artikulationspapier zu halten. 10 µm dicke Folie wird von den Frontzähnen jedoch nicht gehalten. Dies ist das Kriterium, das bei der okklusalen Korrektur oder der Rehabilitation des Mundes benutzt wird.

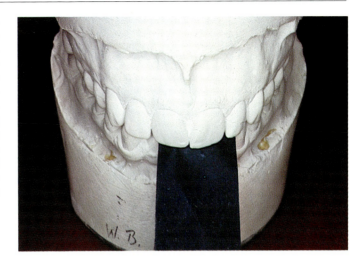

Abbildung 175

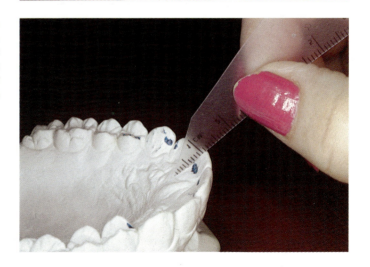

Abbildung 176

Abb. 177 und 178 Die ersten Oberkieferschneidezähne besitzen die größte palatinale Konkavität, bis zu 2 mm. (Abb. 177), die oberen zweiten Frontzähne haben weniger Konkavität, bis zu 1 mm (Abb. 178).

Abbildung 177

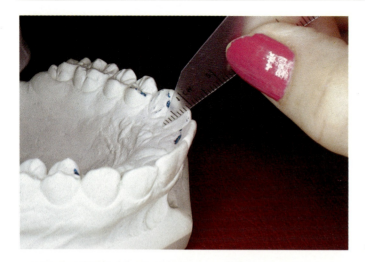

Abbildung 178

Abb. 179 und 180   Es gibt kaum eine Konkavität auf der mesialen Seite der palatinalen Fläche des oberen Eckzahnes. Normalerweise ist diese Fläche gerade (Abb. 179). Jedoch gibt es meistens eine leichte Konkavität auf der distalen Seite der Palatinalfläche des oberen Eckzahnes (Abb. 180).

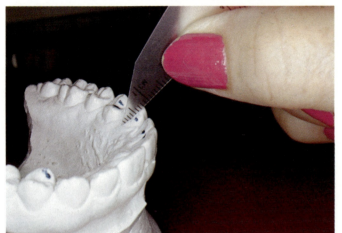

Abbildung 179

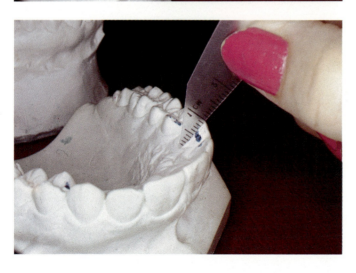

Abbildung 180

Abb. 181, 182 und 183 Die Anlage von Unterkiefereckzähnen und Frontzähnen einer guten Verzahnung wurde an menschlichen Schädeln, an im Artikulator montierten Modellen und mit kephalometrischen Röntgenbildern untersucht. In gut funktionierenden Gebissen liegen die Unterkiefereckzähne im rechten Winkel zum Radius des Öffnungs- und Schließvorganges um die terminale Scharnierachse. Dies erklärt einigermaßen, warum die sechs unteren Frontzähne die letzten Zähne sind, die einen Mund verlassen. Die Schließkräfte wirken nämlich auf die Längsachse der Zähne ein. Die Abbildungen 181 und 182 zeigen den rechten Winkel zum Radius der Öffnungs- und Schließbewegung.

Abbildung 183 zeigt im Artikulator Messungen an Zähnen, die sich nicht im rechten Winkel zum Radius der Schließbewegung befinden.

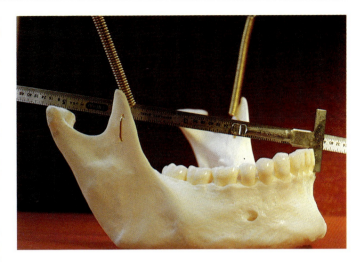

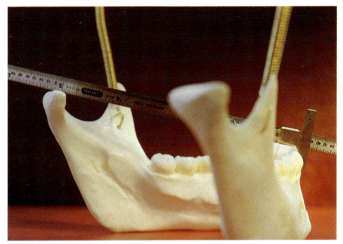

Abbildung 182

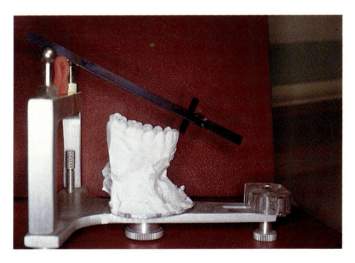

Abbildung 183

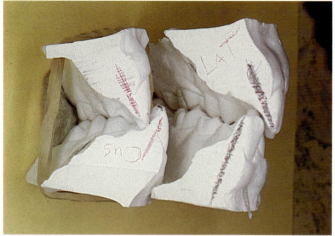

Abb. 184 Modelle von zwei Beispielen wurden zerschnitten, um zu illustrieren und zu messen, in welchem Winkel die Längsachsen der unteren Frontzähne die Palatinalflächen der oberen Frontzähne berühren. Die gezogenen Linien repräsentieren die Längsachsen der gegenüberliegenden Zähne. Das Wissen um diese Relation ist für Kieferorthopäden und Zahnärzte, die sich mit der Restauration beschäftigen, von außerordentlicher Wichtigkeit.

Abb. 185 und 186 Wir fanden, daß der Winkel, in dem die unteren Frontzähne gegen die Palatinalflächen der oberen Frontzähne zeigen, ca. 120° beträgt. Wenn also Seitenzähne verloren sind und den Schließvorgang nicht beenden, so werden die Frontzähne wegen des ungünstigen Kontaktwinkels auch sehr bald verloren sein.

Abbildung 185

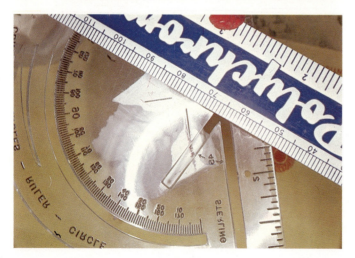

Abbildung 186

Abb. 187 und 188 Diese Bilder der rechten und linken Seite eines Kinderschädels zeigen in Abbildung 188, daß der Mensch bei der Geburt 52 potentielle Zähne besitzt. Es ist ein Geheimnis der Natur, wie diese so wohlgeordnet in den Mund gelangen. Bei diesem etwas über sechs Jahre alten Kind waren die ersten bleibenden Molaren bereits in Okklusion gewachsen. Jedoch war die anteriore Disklusion bei einer Lateralbewegung auf dem vorhandenen Eckzahn abgenutzt. Weiterhin war das Kiefergelenk noch nicht so weit ausgewachsen, daß der Unterkiefer bei Exkursionsbewegungen abgesenkt wurde und somit eine posteriore Disklusion ermöglicht werden konnte. Das Resultat ist eine Abrasion der Okklusalflächen des ersten Molaren.

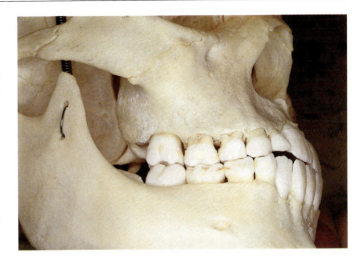

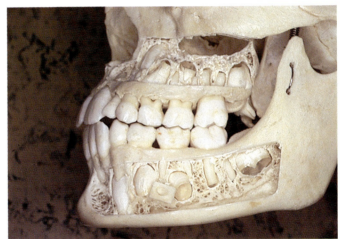

Abbildung 188

Abb. 189 und 190 Diese Seitenansichten des Schädels eines Erwachsenen zeigen die Abnutzungen und Facetten auf den oberen Molaren. Dies hätte vermieden werden können, wenn man die anteriore Disklusion des Kindes im Alter von sieben oder acht Jahren restauriert hätte. Abgenutzte Milcheckzähne hätten mit Kronen so lange versorgt werden können, bis die endgültigen Eckzähne im Alter von zehn bis zwölf Jahren durchgebrochen gewesen wären.

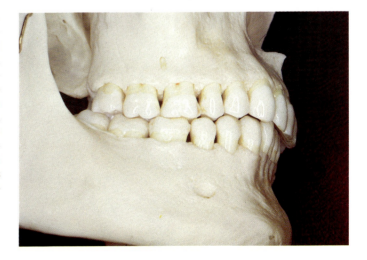

Abbildung 189

Überbiß der Oberkieferfrontzähne und Betrachtungen zur posterioren und anterioren Disklusion

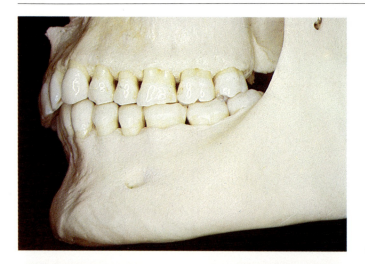

Abbildung 190

Abb. 191 und 192   Die Okklusalansicht der abgenutzten ersten Molaren aus den Abbildungen 189 und 190 unterstützt die Wichtigkeit einer präventiven Restauration der Eckzähne während des Zahnwechsels vom Milchzahngebiß zum bleibenden Gebiß.

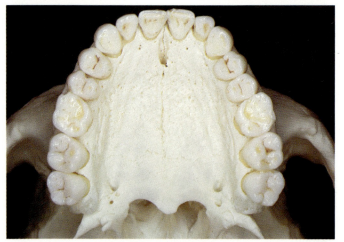

Abbildung 191

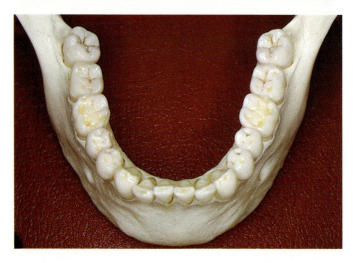

Abbildung 192

Abb. 193 und 194 Die präventiven Inlays auf den oberen und unteren Eckzähnen wurden etwa 1928 für den Patienten angefertigt. Sie verhinderten eine weitere Abnutzung der Seitenzähne durch das Fehlen der anterioren Disklusion. Diese Restaurationen hielten, bis der Patient 40 Jahre später starb.

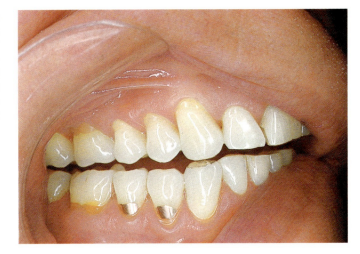

Abbildung 193

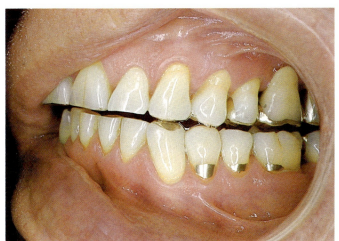

Abbildung 194

Abb. 195 und 196 Oberkiefereckzähne in Palatinalstellung. Es wäre hiermit keine anteriore Führung der Seitenzähne möglich.

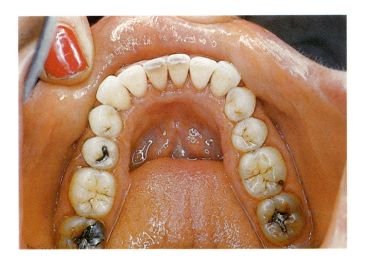

Abbildung 195

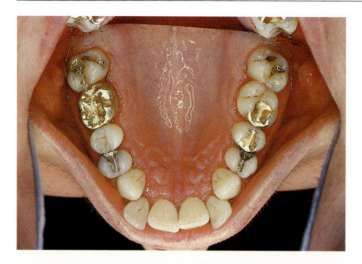

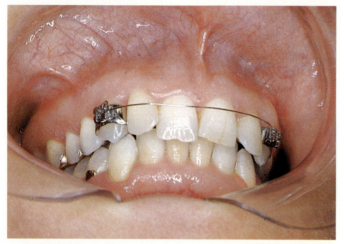

Abbildung 196

Abb. 197 und 198 Durch kieferorthopädische Regulierung wurden die Eckzähne richtig in den Zahnbogen gestellt, so daß die Seitenzähne von den Frontzähnen diskludiert werden konnten. Erst dann wurden die Seitenzähne mit Onlays und Inlays versorgt. Auf diese Art und Weise wurde mit einer korrekten anterioren Führung ein wichtiges Bestimmungsmerkmal für Höckerhöhe und Fossatiefe gegeben. Manchmal muß der richtige anteriore Überbiß sogar mit chirurgischen Mitteln hergestellt werden. Wir haben also drei Möglichkeiten, die richtigen Frontzahnführungen zu erlangen: prothetische, orthodontische und chirurgische Maßnahmen.

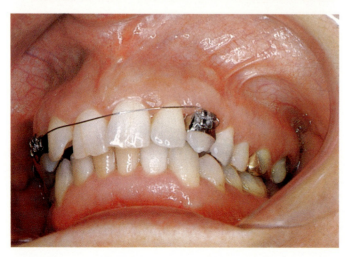

Abbildung 198

Abb. 199 und 200 Die Behandlung dieses wunderbaren Mundes war eine Schande. Das Opfern von schönen Zähnen zur Bereicherung eines Kieferorthopäden ist unanständig. Der Autor behandelte viele solcher Fälle, indem er den Raum, den der Kieferorthopäde bereits teilweise wieder geschlossen hatte, öffnete und mit Zähnen versah. Sehr oft sieht man diese vom Zahnarzt induzierte Fehlokklusion bei Patienten vor Erreichen des 20. Lebensjahres, verbunden mit übermäßiger Abnutzung der Zähne und schmerzhaften Kiefergelenken.

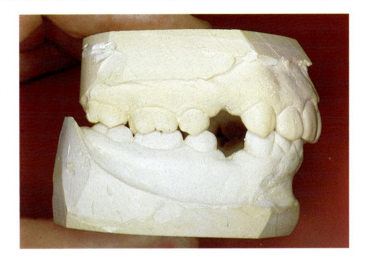

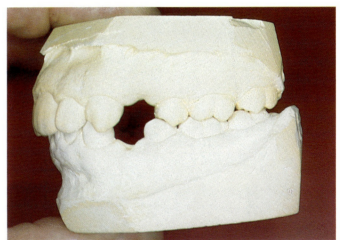

Abbildung 200

Abb. 201 und 202 Die Okklusion ist das Resultat einer Rehabilitation nach Serienextraktionen, die durch einen Kieferorthopäden angeordnet waren. Die vorhandene Malokklusion wurde korrigiert und eine Restauration der anterioren Disklusion wurde vorgenommen. Die gezeigten Bilder wurden 35 Jahre nach der restaurativen Behandlung aufgenommen.

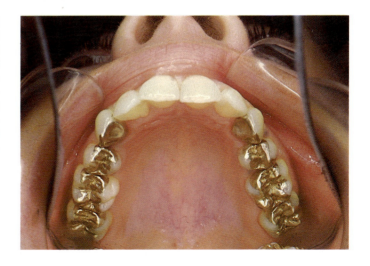

Abbildung 201

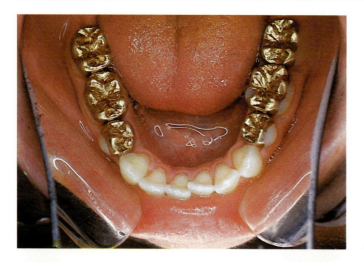

Abbildung 202

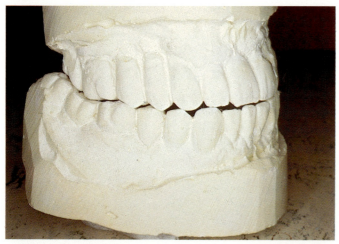

Abb. 203 Diese sogenannten Studienmodelle wurden lediglich aufeinandergesetzt. So ist es unmöglich, irgendeine Kenntnis der Bestimmungsmerkmale von Leisten und Furchen, Höckerhöhe und Fossatiefe sowie des richtigen Verhältnisses des horizontalen zum vertikalen Überbiß der Oberkieferfrontzähne zu erhalten.

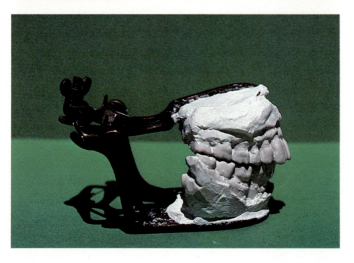

Abb. 204 Die gezeigte Artikulatormontage ist die in kommerziellen Laboratorien am häufigsten gebrauchte. Der Zahnarzt, der dem Labor zu wenig Information über die Bewegungen des Unterkiefers des Patienten gibt, erwartet vom Techniker Wunder. Diese können jedoch nicht bewirkt werden.

Abb. 205 und 206 Gezeigt wird ein Patient des Autors aus den zwanziger Jahren, als die Zahnärzte noch an die Richtigkeit der balancierten Okklusion für natürliche Zähne glaubten. Diese Theorie kam von den Zahnärzten, die sich mit der Herstellung der Vollprothese beschäftigten, und von den Herstellern der Artikulatoren. Die zahnärztlichen Fakultäten der Universitäten schlossen sich dieser Meinung an. Es gibt jedoch Patienten in fortgeschrittenem Alter mit allen natürlichen Zähnen, keinen Abnutzungserscheinungen, mit hervorragenden parodontalen Verhältnissen und mit einem Schlußbiß nahe der zentrischen Relation. Die Frontzähne sorgen für die richtige Disklusion der Seitenzähne, so daß diese nicht bei Lateral- und Protrusionsbewegungen aneinander gerieben werden. Abbildung 206 zeigt eine Disklusion bei einer Rechtslateralbewegung.

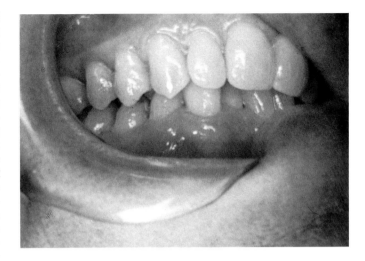

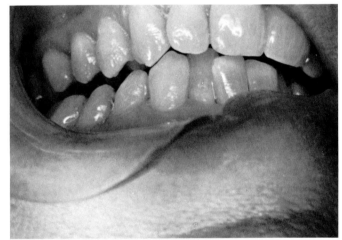

Abbildung 206

Abb. 207 und 208 Die linke Seite des Mundes des Patienten und die Disklusion der Seitenzähne bei einer Linkslateralbewegung. Solche Patienten veranlaßten natürlich zum Überdenken. Sie besaßen keine balancierte Okklusion sondern minimale Kontakte in exzentrischen Bewegungen. Dies veranlaßte den Autor schon sehr früh in seiner zahnärztlichen Karriere, an der balancierten Okklusion zu zweifeln.

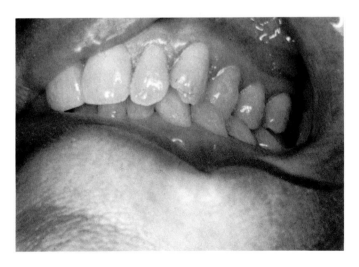

Abbildung 207

Überbiß der Oberkieferfrontzähne und Betrachtungen zur posterioren und anterioren Disklusion

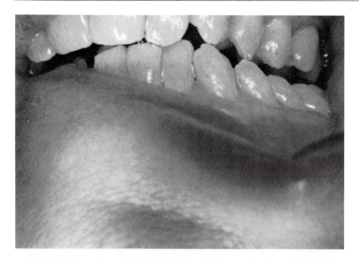

Abbildung 208

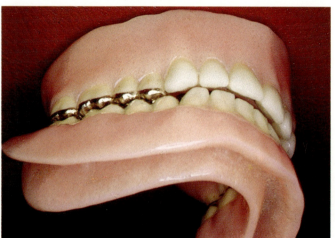

Abb. 209 Eine Totalprothese. Prothetiker und Universitäten rieten davon ab, bei der Totalprothese für eine anteriore Disklusion zu sorgen. Der Grund war, daß man maximalen Kontakt von möglichst vielen Zähnen sowohl bei allen exzentrischen Bewegungen als auch in zentrischer Relation haben wollte. Später wurde jedoch klar, daß die Patienten mit Totalprothesen die gleichen kondylären Führungselemente besitzen wie vor dem Verlust ihrer Zähne. Deshalb ist auch bei Totalprothesen eine organische Okklusion wünschenswert, so daß der Patient sich nicht Mukosa und Kieferkämme, über die die Okklusalflächen der Totalprothesen mit den Kiefergelenken in Verbindung stehen, zerstört.

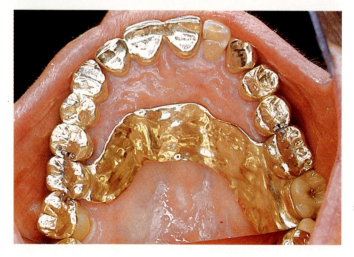

Abb. 210 und 211 Eine Rekonstruktion, die im Jahre 1927 zementiert wurde. Abbildung 211 zeigt die Disklusion in Protrusionsstellung. Man beachte die Separation der Seitenzähne. Dieselbe Disklusion trat bei Seitwärtsbewegungen auf. Der Patient trug diese Restauration über 35 Jahre, bis er im Alter von über 85 Jahren starb.

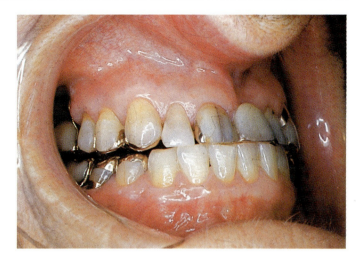

Abbildung 211

Abb. 212 und 213 Abbildung 212 zeigt die parodontale Knochenstruktur der Frau des Autors im Jahre 1970. Abbildung 213 zeigt die Verbesserung des parodontalen Zustandes durch eine neue Rehabilitation drei Jahre später.

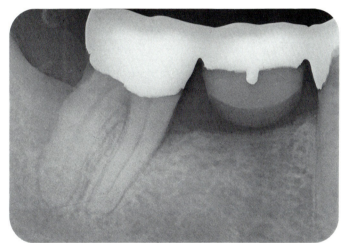

Abbildung 212

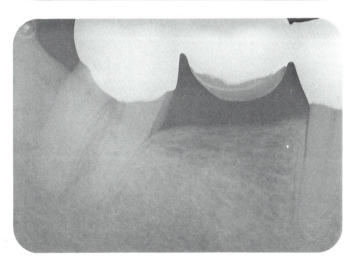

Abbildung 213

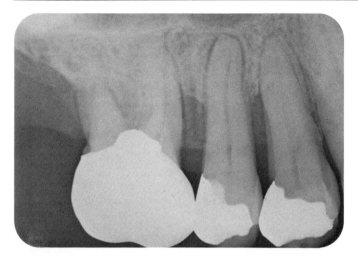

Abb. 214 und 215 Diese Röntgenaufnahmen zeigen den parodontalen Zustand von oberen Prämolaren und erstem Molar. Die Röntgenaufnahmen in Abbildung 214 wurden im Jahre 1970 aufgenommen. Abbildung 215 zeigt die Verbesserung des parodontalen Zustandes im Jahr 1973.

Abbildung 214

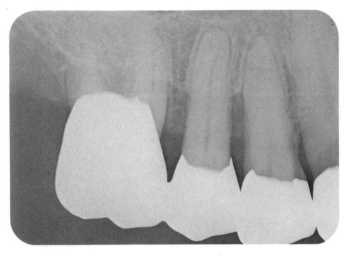

Abbildung 215

auf den Seitenzähnen. Oft liegen die Schliffacetten jedoch in lateraler Richtung. Der Patient wird ständig versuchen, Unausgewogenheiten zwischen der Okklusion der Zähne und den Kondylenbewegungen selbst zu korrigieren. Diese Selbstkorrektur ist nicht gezielt, und die ungleiche Abnutzung wird die Zahnstruktur zerstören und das Parodont sowie die Gelenke belasten. Die eingebaute Malokklusion verschlechtert sich ständig. Sie verbessert sich nur, wenn Korrekturen vom Zahnarzt vorgenommen werden.

Die Abbildungen 169 bis 215 beschreiben Kriterien des augenblicklichen Standes der Wissenschaft für eine optimale horizontale und vertikale Überlappung der Frontzähne des Oberkiefers über die des Unterkiefers. Eine Reihe dieser Themen wird in Bild und Wort dargestellt.

Kapitel 5

Grundprinzipien der Zahnpräparation

An den zahnärztlichen Fakultäten der Universitäten werden mehrere ausgezeichnete Methoden für die Kavitätenpräparation gelehrt. In der modernen Zahnheilkunde gilt G.V. *Black* als einer der Hauptprotagonisten für die Füllung und Präparation von Kavitäten. Er hatte einen logischen und praktischen Leitfaden für die Präparation eines zerstörten Zahnes, der mit einer Füllung versorgt werden muß, vorgeschlagen.

Die einzelnen Schritte waren:

1. die äußere Form,
2. die Anlage einer ausreichenden Retention,
3. die Form für das Wohlbefinden des Patienten
4. die Beseitigung von Karies,
5. die Ausdehnung der Präparation aus präventiven Gründen und der Feinschliff der Schmelzwände.

Im Zuge der Weiterentwicklung der Zahnerhaltung und durch *Taggarts* Erfindung der Goldgußfüllung (G.V. *Black* nicht bekannt) wurde die restaurative Zahnheilkunde mehr und mehr mit einbezogen. Durch die Einführung der Goldgußfüllungen konnte der Zahnarzt endlich nicht nur zerstörte Teile der Zähne wieder ersetzen, sondern er konnte auch Teile der Zähne, die durch Abnutzung oder Fehlokklusion zerstört worden waren, wiederaufbauen. Im Anfangsstadium der gnathologischen Wissenschaft und der Untersuchungen von Dr. B. B. *McCollum* wurde uns gelehrt, daß wir nicht nur Löcher bohren, sondern Zähne zur Aufnahme von Restaurationsmaterial vorbereiten sollten.

Wenn irgend etwas in der heutigen Zahnheilkunde schlecht gemacht wird, dann ist das die Zahnpräparation. Normalerweise entfernt der Zahnarzt zu viel Zahnstruktur von der falschen Stelle und nicht genug von der richtigen.

Vier Schritte sind notwendig, um Seitenzähne zur Aufnahme von Goldgußfüllungen zu präparieren. Die Präparation von Frontzähnen zur Aufnahme von Goldgüssen erfordert einen anderen Weg, viel Erfindung und Modifikation.

Die mesialen sowie distalen Kästen und die Entwicklungsfurchen

Da jeder Seitenzahn eine mesiale und eine distale Fossa besitzt, wird die Präparation mit der Anlage eines mesialen und distalen Kastens oder einer Stufe begonnen. Dieser Kasten wird gut nach bukkal und lingual ausgedehnt, so daß danach die Abschrägung in eine Selbstreinigungszone und eine Zone gelegt werden kann, die bequem mit den Finierinstrumenten erreicht werden kann. Dies ist keine „Slice"-Präparation, da dieser gingivale Kasten vom Kontaktpunkt in mesialer und distaler Richtung mindestens 2 mm ausgedehnt

Grundprinzipien der Zahnpräparation

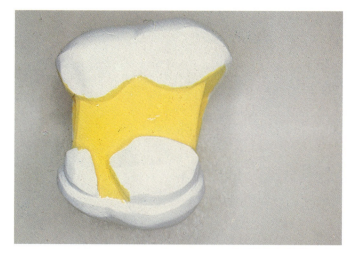

Abb. 216 In Gelb gezeigt werden die mesialen und distalen Kästen oder Stufen an Gipsmodellen eines oberen Molaren. Die mesialen und distalen Kästen sind in mesio-distaler Richtung mindestens 2 mm tief. Die zentralen Furchen sind mindestens 2 mm breit. Die bukkalen und lingualen Furchen sind mindestens 1– 2 mm breit.

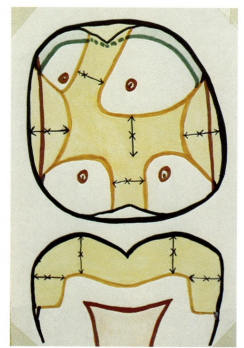

Abb. 217 Die schematische Darstellung eines oberen Molaren. Die Pfeile zeigen von ihrer Kreuzung jeweils 1 mm Länge an. Dies gilt für die mesialen und distalen Kästen, die Breite der zentralen Furche und die Breite der bukkalen oder lingualen (palatinalen) Furchen. Dies gilt ebenso für die Tiefe der Kästen und der zenralen Furchen.

Grundprinzipien der Zahnpräparation

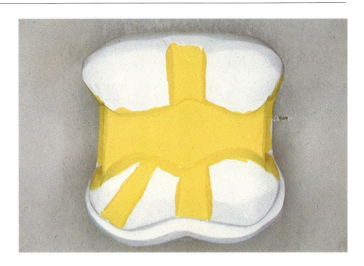

Abb. 218   An einem unteren Molaren werden hier die mindestens 2 mm tiefen mesialen und distalen Kästen, die mindestens 2 mm breiten zentralen Furchen und die 1–2 mm breiten bukkalen und lingualen Furchen gezeigt. Man beachte, daß die Arbeitsfurchen auf der bukkalen Seite im Oberkiefer und auf der lingualen Seite im Unterkiefer quer in den Zahn hineinlaufen, da sie das Resultat der Rotation um den näher gelegenen Kondylus sind.

wird. Es gestattet die Anlage der mesialen und distalen marginalen Randleiste und der mesialen und distalen Fossa. Um möglichst wenig Gold zu zeigen, kann die bukkale Ausdehnung des mesialen Kastens der oberen und unteren Prämolaren so gering wie möglich gehalten werden (Abb. 216).

Die mesialen und distalen Kästen können nun durch die zentrale Furche miteinander verbunden werden, und zwar in einer Tiefe von mindestens 2 mm und einer Breite von mindestens 2 mm (Abb. 217). Bei den Prämolaren gibt diese Furche dem Goldguß eine gewisse Stabilität. Bei den Molaren kann diese Furche vom mesialen Kasten zur zentralen Fossa und dann zum distalen Kasten laufen, vorausgesetzt, daß sie mindestens 2 mm tief und 2 mm breit ist. Bei den oberen Molaren wird eine Entwicklungsfurche von der zentralen Fossa quer in bukkaler und von der distalen Fossa schräg in palatinaler Richtung angelegt. Beim unteren Molar wird die linguale Entwicklungsfurche quer von der zentralen Fossa aus angelegt (Abb. 218). Von der zentralen Fossa werden ebenfalls die mesio-bukkalen und disto-bukkalen Furchen präpariert. Diese Quer- und schrägen Furchen werden mindestens 2 mm tief und 1 mm breit angelegt.

Die Präparation der zentralen, bukkalen und palatinalen (lingualen) Entwicklungsfurchen in einer Tiefe von mindestens 2 mm schafft genügend Raum für ein Gußstück von 1 mm Dikke und für eine Furche von 1 mm Tiefe (Abb. 219). Die Furchen sind Passagen für Höcker; ohne Furchen gibt es keine Passagen. Die Okklusalflächen bestehen aus Erhebungen und Vertiefungen, wobei die Entwicklungs- und Zusatzfurchen und die Fossae Vertiefungen genannt werden. Bei ehemals kariösen Zähnen, bei denen alte Amalgamfüllungen oder andere Defekte zu Arealen mit Unterschnitten geführt haben, ist eine gute Zementunterfüllung erforderlich. Das Restamalgam muß total entfernt werden, da unter Amalgam kein Sekundärdentin entsteht. Außerdem führt Amalgam zur Auflösung von Zement.

Die Entwicklungsfurchen (Abb. 220) sind mindestens 2 mm breit, um bukko-palatinale (-linguale) und mesio-distale Veränderungen bei der Anlage der Entwicklungsfurchen zu gestatten; würde eine Präparation V-förmig ausgeführt, wäre dies nicht möglich.

Die Präparation des mesialen und distalen Kastens und der Entwicklungsfurchen bildet die Basis für den zweiten Schritt unserer Aufgabe (Abb. 221).

Grundprinzipien der Zahnpräparation

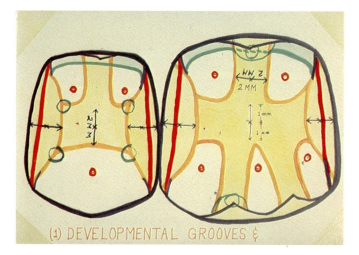

Abb. 219 Die Zeichnung eines unteren zweiten Prämolaren und eines Molaren zeigt die Tiefe und Breite der mesialen und distalen Kästen, der Entwicklungsfurchen sowie der bukkalen und lingualen Furchen. Jede Pfeilspitze ist von ihrer Kreuzung 1 mm entfernt.

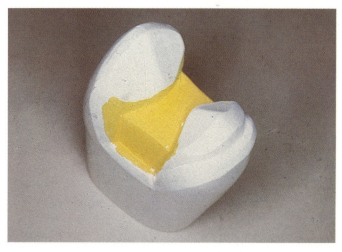

Abb. 220 An diesem Modell eines oberen Prämolaren wird die Tiefe von 2 mm des mesialen Kastens und der Entwicklungsfurchen gezeigt. Hier wird die mesiale Fossa mit den Variationen, die sich aus den verschiedenen Führungsmerkmalen ergeben, möglich sein.

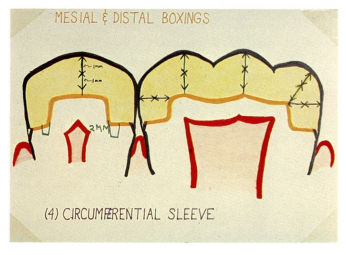

Abb. 221 Die Präparation der zentralen Furche sowie der mesialen und distalen Kästen ist die Ausgangsbasis für den zweiten Schritt, nämlich die Reduktion von Zahnsubstanz.

Grundprinzipien der Zahnpräparation

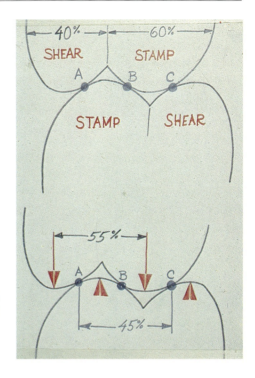

Abb. 222 Auf die Frontalebene projiziert, sieht man die bukko-lingualen interokklusalen Kontakte und die dazugehörigen Abmessungen eines guten natürlichen Seitenzahns: tragende Höcker und Scherhöcker, interokklusale A-, B- und C-Kontakte. 45 % des Gesamtdurchmessers der Seitenzähne werden von den interokklusalen Kontakten von A bis C eingenommen, die Entfernung zwischen Höckerspitzen oder marginalen Leisten beträgt nur 55 % des gesamten bukko-lingualen Durchmessers.

Die Reduktion der Zahnsubstanz

Indem die Entwicklungsfurchen sowie die mesialen und distalen Kästen als eine Ausgangsbasis benutzt werden, wird Zahnsubstanz in mesio-distaler und bukko-palatinaler (-lingualer) Richtung von der Pulpaspitze entfernt (Abb. 222). Zahnsubstanz wird in der Gegend der Entwicklungs- und Zusatzfurchen für die Aufnahme von Gold in mindestens 1 mm Stärke reduziert. Das Ausmaß der Reduktion kann zur marginalen Leiste der Scherhöcker – vor allen Dingen in Richtung der bukkalen Höcker der Oberkieferzähne – verringert werden, um so das sichtbare Gold auf ein Minimum zu beschränken. Die Reduktion muß allerdings so weit ausgedehnt werden, daß die Ränder mindestens 1 mm von den A- und C-Kontakten entfernt liegen (Abb. 223).
Die Okklusalfläche der Präparation simuliert die Okklusalfläche der fertiggestellten Restauration durch die Reduktion von Zahnsubstanz bukkal und palatinal (lingual) sowie mesial und distal des Pulpenhorns (Abb. 224). Wenn dieses ordentlich ausgeführt wird, können scharfe Kanten vermieden werden. Es ist ebenfalls möglich, Vertiefungen in den Präparationen anzulegen, um Raum für die Anlage von Zusatzfurchen zu schaffen (Abb. 225).
Es ist gleichgültig, ob es sich hierbei um die Präparation für ein MOD-Onlay oder eine volle Krone handelt. Dieselben Fossae und Furchen sollen auf den Präparationen angelegt werden; so wird die Okklusalfläche der fertigen Restauration simuliert.

Grundprinzipien der Zahnpräparation

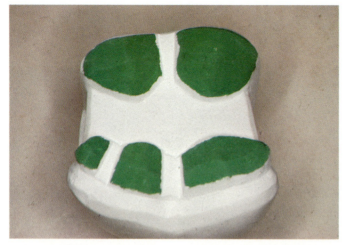

Abb. 223 Auf die Horizontalebene projiziert, sieht man die Reduktion der Zahnsubstanz vom Pulpenhorn in mesio-distaler und bukko-lingualer Richtung bis zur Höhe der Entwicklungsfurchen an einem Unterkieferseitenzahn. Die Tiefe der Entwicklungsfurche gibt einen Anhaltspunkt bei der Reduktion der Zahnsubstanz. Dieses verhindert eine Irritation der Pulpa und eine Empfindlichkeit der Zähne.

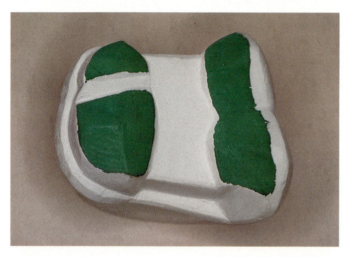

Abb. 224 Die Reduktion der Zahnsubstanz an einem Oberkieferzahn. Die Reduktion wird ebenfalls vom Pulpenhorn vorgenommen; sie ist die höchste Erhebung der Okklusalfläche, die Entwicklungsfurchen sind die größte Vertiefung der Okklusalfläche. Die Okklusalfläche der Präparation simuliert die Okklusalfläche der Restauration.

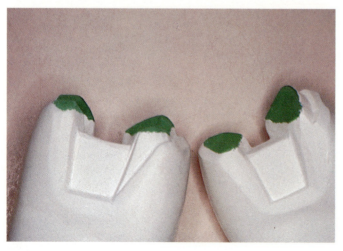

Abb. 225 Die Frontalebene zeigt die Reduktion der Zahnsubstanz in bukko-lingualer Richtung. Die Reduktion sollte auf der Zahninnenseite – besser noch, wie in Abbildung 226 gezeigt, bis zur Höhe der Entwicklungsfurchen – laufen, ohne daß in den Entwicklungsfurchen eine innere Retention vorliegen wird.

Grundprinzipien der Zahnpräparation

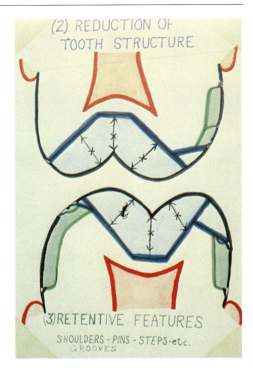

Abb. 226 Schematisch ist hier noch einmal die Reduktion der Zahnsubstanz in bukko-lingualer Richtung vom Pulpenhorn zu den Entwicklungsfurchen gezeigt. Die inneren Abhänge der Präparation laufen bis zur Tiefe der Entwicklungsfurchen. Es entsteht keine innere Retention an den Entwicklungsfurchen, jedoch ein Abhang, der der späteren Position der Entwicklungsfurchen in bukko-lingualer Richtung mehr Freiheit gestattet. In Grün gezeichnet sieht man die Retentionseigenschaften einer Schulterpräparation. Die Retentionseigenschaften von Stufen, Furchen und Stiften werden später gezeigt. Die Dreiviertelkrone und die Vollkrone sind Erweiterungen der Schultern und axialen Oberflächen, um die Retention zu verbessern. Die Präparation der Okklusalfläche ist jedoch die gleiche bei einem MOD-Onlay, bei einer Teilkrone oder einer Vollkrone.

Betrachtungen zur Retention (Flächen in axialer Richtung, Schultern, Stufen, Furchen und Stifte)

Die Forderung nach einer guten Retention ist die dritte Betrachtung bei der präzisen Planung und Durchführung einer Restauration. So erhält man definitive Präparationsgrenzen und natürlich auch eine entsprechende Retention (Abb. 226 und 227).
Die häufigste Retentionsform wird in etwa parallel zur Längsachse des Zahnes mesial und distal sowie bukkal und palatinal (lingual) von diesem angelegt. Die Präparationsgrenze sollte immer in einer Schulter auslaufen (Abb. 228). Diese Schulter braucht nicht breiter als 0,5 mm zu sein. Auf der bukkalen oder palatinalen (lingualen) Seite sorgt dies für eine entsprechende Dicke im Wachs und im Guß. Es erleichtert ebenfalls die korrekte Abdrucknahme, da scharfe Ecken und Unterschnitte fehlen (Abb. 229).

Benutzt man Stufen bei Molaren, kann hierdurch eine hervorragende Retention gewonnen werden. Natürlich sorgen mesiale und distale Kästen ohnehin schon für Retentionen. Die Retention kann weiterhin verbessert werden, indem man zusammen mit bukkalen und palatinalen (lingualen) Stufen Furchen anlegt. Furchen können ebenfalls bukkal und palatinal (lingual) der mesialen und distalen Kästen angelegt werden.
Ist vermehrte Retention erforderlich, können auf dem Boden von Furchen und Kästen Stifte von 2 bis 3 mm Länge angelegt werden. Dies sollte jedoch weit genug von der Pulpa entfernt geschehen.
Bei der Anlage der erforderlichen Retentionen beseitigen wir jede scharfe Kante.

Grundprinzipien der Zahnpräparation

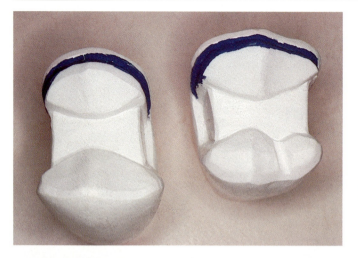

Abb. 227 Retentionseigenschaften der bukkalen und lingualen Extensionen. Die Extension hängt davon ab, ob ein MOD-Onlay, eine Teil- oder eine Vollkrone gewünscht wird.

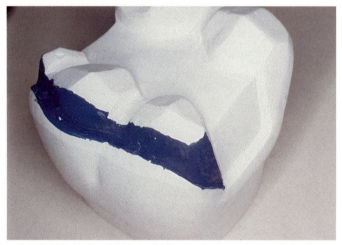

Abb. 228 Die bukkale Ausdehnung einer Retentionsschulter zur Unterstützung der unteren Molarenhöcker. Diese Schulter kann zur Verbesserung der Rentention so weit ausgedehnt werden, daß die gesamte supragingivale Bukkalfläche mit einbezogen wird. Man beachte, wie die Schulter in den mesialen Kasten übergeht, so daß ein stabiler und gut passender Guß angefertigt werden kann.

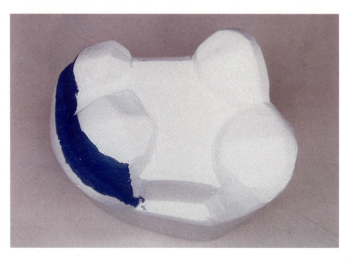

Abb. 229 Die palatinale Extension einer Schulter eines oberen Molaren. Man beachte, wie die Schulter um den mesio-palatinalen Höcker in den mesialen Kasten läuft.

Grundprinzipien der Zahnpräparation

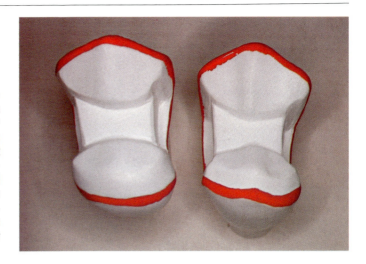

Abb. 230 In Rot wird die umlaufende Abschrägung gezeigt. Diese Abschrägung extendiert leicht über die Präparationsgrenze hinaus. In mesio-distaler Richtung wird sie fast parallel angelegt. Die Divergenz ermöglicht es, Wachsmodellation und Guß vom Stumpf zu entfernen. Die Breite dieser Abschrägung übersteigt 1 mm nicht. Die Präparation sollte jede Abschrägung von der Okklusion her sichtbar machen.

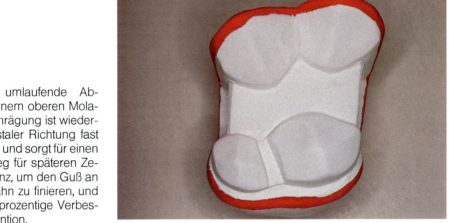

Abb. 231 Die umlaufende Abschrägung an einem oberen Molaren. Diese Abschrägung ist wiederum in mesio-distaler Richtung fast parallel angelegt und sorgt für einen langen Abflußweg für späteren Zement, für Substanz, um den Guß an den späteren Zahn zu finieren, und für eine hundertprozentige Verbesserung der Retention.

Die umlaufende Abschrägung (Abb. 230)

Eine Abschrägung mit geringem Winkel und nicht breiter als 1 mm wird schließlich an allen Präparationsgrenzen vorgenommen (Abb. 231). Hierfür kann ein kleiner spitzer Diamant benutzt werden. Alle Präparationsgrenzen sollten zur gleichen Zeit gesehen werden (Abb. 232). Dies ist Voraussetzung für gute Abdrücke der Präparationsgrenzen (Abb. 233). Mit den Abschrägungen werden gute Abflußmöglichkeiten für Zement geschaffen, Ungenauigkeiten bei der Zementation vermieden, das Anfinieren der Güsse wird vereinfacht, vor allem aber wird die Retention um 100 Prozent verbessert, da der Sitz an der Basis verlängert worden ist (Abb. 234 und 235).

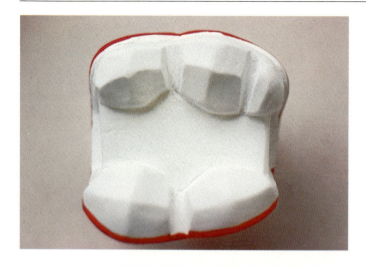

Abb. 232 Die umlaufende Abschrägung an einem unteren Molaren.

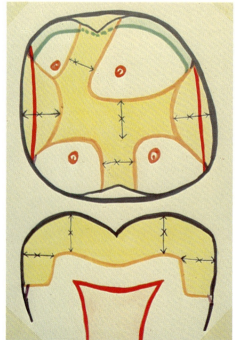

Abb. 233 Die umlaufende Abschrägung aus okklusaler und saggittaler Richtung. Jenseits der mesialen und distalen Kästen kann die Abschrägung noch paralleler als auf der Illustration angelegt werden.

Grundprinzipien der Zahnpräparation

Abb. 234 Die umlaufende Abschrägung an den bukkalen und lingualen Rändern der mesialen und distalen Kästen eines unteren zweiten Prämolaren und eines ersten Molaren. Durch die fast parallele Anlage können die Abschrägungen alle gleichzeitig gesehen werden. Hierdurch wird ein genauer Abdruck, ein leichtes Abnehmen der Wachsform und eine gute Paßgenauigkeit des Gusses gewährleistet.

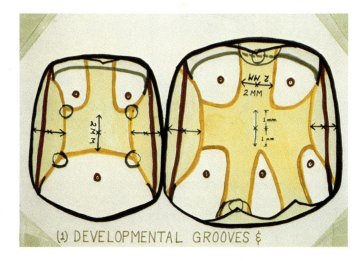

Abb. 235 Die sagittale und horizontale Illustration der Präparation eines unteren zweiten Prämolaren und eines ersten Molaren zeigt die Abschrägung an der gingivalen Marginalleiste. Diese Abschrägung sollte etwas steiler als auf der Zeichnung gezeigt durchgeführt werden. Hierdurch wird für einen weichen Übergang von Restauration zur Zahnsubstanz gesorgt und die Retention wesentlich erhöht.

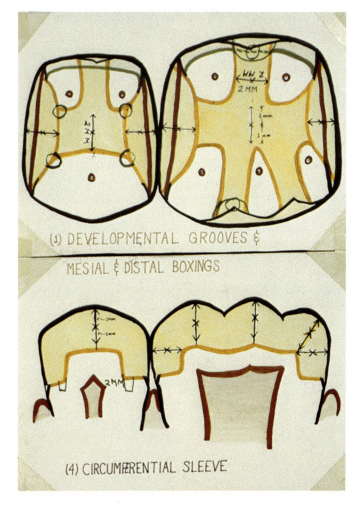

Okklusale Erwägungen

Um die Vorstellungen und die logische Abfolge dieser Hauptprinzipien der Zahnpräparation voll zu erfassen, muß das Endziel einer Höcker-Fossa-Okklusion und einer organischen Okklusion verstanden werden.

Okklusion, wie sie von Charles E. *Stuart* gesehen wird, stellt sich wie folgt dar:

Das Ziel bei der Bildung einer organischen Okklusion ist es, alle unerwünschten, nicht notwendigen und nutzlosen Kontakte aus dem stomatognathen System zu entfernen und nur die erwünschten Kontakte zu erhalten. Zur Definition der organischen Okklusion kann gesagt werden, daß man eine maximale Verzahnung der beiden Kieferhälften in einer Unterkieferposition erreichen soll, die rückwärtig, nicht seitenverschoben und kranial gelegen ist. Jeder Kontakt zwischen Ober- und Unterkieferzähnen bei diagnostischen Testbewegungen mit leerem Mund außerhalb des Kauzyklus oder des gewöhnlichen Gebrauchs des Unterkiefers beim Sprechen oder bei der Mimik wird auf die Frontzähne verlagert. Dies sind keine Kaubewegungen; es sind Bewegungen außerhalb des funktionellen Ablaufes. Wir kauen nicht, indem wir Zähne aneinanderreiben. Dies geschieht nur bei diagnostischen Testbewegungen mit leerem Mund in Grenzposition oder auf dem Wege dorthin. Die Funktion des Unterkiefers wird auf dem Wege zur Okklusion erreicht.

Ich möchte die zentrische Relation als eine Position des Unterkiefers bezeichnen, bei der die Kondylen in ihrer rückwärtigen, nicht seitenverschobenen Scharnierachsenposition liegen. Dies ist eine Begrenzung wie alle Grenzrelationen des Unterkiefers. Es ist jedoch die einzige Unterkiefer-Oberkiefer-Relation, die statisch wiederholt werden kann.

Wir erzielen minimale Kontaktareale, indem wir auf den Erhebungen der Okklusalflächen Konvexitäten errichten. Zwei Konvexitäten treffen sich an einem Punkt. Bewegen wir eine abgerundete Fläche im rechten Winkel zu ihrer Tangente, so werden die sich berührenden Flächen ihren Kontakt sofort verlieren. Auf diese Weise erhalten wir minimale Kontaktareale und Kontakt in Zentrik nur in der am meisten geschlossenen Position des Unterkiefers.

Tragende Höcker und Scherhöcker
(Abb. 236)

Betrachten wir die Seitenzähne gegen die Frontalebene des Schädels, so sehen wir, daß die palatinalen Höcker der Oberkieferzähne in Fossae der Unterkieferzähne beißen und daß die bukkalen Höcker der Unterkieferzähne in Fossae der Oberkieferzähne beißen. Daher nennen wir die palatinalen Höcker der oberen Zähne und die bukkalen Höcker der unteren Zähne tragende Höcker, da sie in gegenüberliegende Fossae passen.

Die bukkalen Höcker des Oberkiefers und die lingualen Höcker des Unterkiefers werden Scherhöcker genannt, da sie auf dem Weg in die Okklusion nah an den tragenden Höcker vorbeipassieren, um Speisen abzuscheren. Wir möchten, daß das Kausystem wie eine Vielzahl von Scheren und nicht wie ein Mörser-Pistill-System arbeitet.

Beim Ausmessen der Einzelteile einer Zahnkrone in bukko-palatinaler (-lingualer) Richtung stellen wir fest, daß die tragenden Höcker im Durchschnitt 60 Prozent dieser bukko-palatinalen (-lingualen) Strecke beanspruchen. Hiermit wird von der Natur dafür gesorgt, daß der tragende Höcker in etwa über dem Zentrum des antagonistischen Zahnes zu liegen kommt, damit die Schließkräfte auf das Zentrum des konisch geformten Zahnes einwirken können. Dies kann mit einem Deckel auf einem konisch geformten Glas verglichen werden. Üben wir einen Druck in der Nähe des Zentrums dieses Deckels aus, so wird er nicht kippen. Üben wir jedoch diesen Druck am Rande aus, wird der Deckel kippen. Hiermit wird ebenso dafür gesorgt, daß die Schließkräfte in Richtung der Längsachse der Zähne einwirken.

Abb. 236   Die Projektion auf die Frontalebene der Seitenzähne zeigt die palatinalen Höcker der Oberkieferzähne, die tragende Höcker genannt werden, da sie in eine gegenüberliegende Fossa innerhalb der zentralen Furche der Unterkieferzähne greifen. Analog greifen die bukkalen Höcker der unteren Zähne in eine gegenüberliegende Fossa der zentralen Furche der Oberkieferzähne. Die bukkalen Höcker der Oberkieferzähne und die lingualen Höcker der Unterkieferzähne werden Scherhöcker genannt, da sie nahe an gegenüberliegenden tragenden Höckern vorbeipassieren, um Speisen auf ihrem Weg in die Okklusion zu zerschneiden. Wir möchten, daß jeder Höcker abgerundete Oberflächen besitzt, so daß in Okklusion ein punktförmiger Kontakt erreicht werden kann. Zwei abgerundete Flächen treffen sich in einem Punkt. Wenn eine der abgerundeten Flächen entlang der Tangente ihres Kontaktes bewegt wird, so führt dies sofort zu einer Disklusion. Die interokklusalen Kontakte werden von bukkal nach lingual folgendermaßen benannt:
A für Kontakte zwischen bukkalen Höckern,
B für Kontakte zwischen oberen palatinalen und unteren bukkalen Höckern und
C für Kontakte zwischen palatinalen und lingualen Höckern.

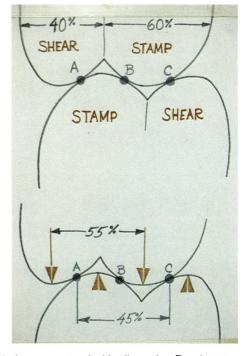

Hierdurch wird eine bukko-linguale Stabilität erreicht. 60 % des gesamten bukko-lingualen Durchmessers werden von den tragenden Höckern beansprucht; die Scherhöcker machen nur 40 % dieses Durchmessers aus. Die Okklusalfläche von abgerundeter Höckerspitze zu abgerundeter Höckerspitze macht 55 % des bukko-lingualen Durchmessers aus, wogegen die interokklusalen Kontakte von A- bis C-Kontakt 45 % des totalen bukko-lingualen Durchmessers beanspruchen. Indem man Höcker auf Zähnen mit abgerundeten Oberflächen bildet, kann eine Okklusalfläche sehr schmal sein.

A-, B- und C-Kontakte

Betrachten wir weiterhin die Frontalebene der Oberkiefer- und Unterkieferseitenzähne, so werden wir feststellen, daß es Kontakte zwischen den oberen Scherhöckern und den unteren bukkalen Höckern gibt, die wir A-Kontakte nennen. Mit anderen Worten: Jeder Kontakt zwischen den bukkalen Höckern der Seitenzähne wird A-Kontakt genannt.
Zwischen den palatinalen Höckern der Oberkieferzähne und den bukkalen Höckern der Unterkieferzähne finden wir sogenannte B-Kontakte. Man nennt also einen Kontakt zwischen tragenden Höckern B-Kontakt.
Weiterhin gibt es Kontakte zwischen den oberen palatinalen Höckern und den unteren lingualen Scherhöckern. Diese Kontakte werden C-Kontakte genannt.
Erreichen wir in Zentrik einen A- und einen B-Kontakt ohne einen C-Kontakt oder erreichen wir einen B-Kontakt mit einem C-Kontakt ohne einen A-Kontakt, so werden wir trotzdem eine relativ gute Stabilität unseres Systems erzielen, da sich die Schließkräfte immer noch innerhalb der Zahnperimeter und in Richtung der Längsachse der Zähne befinden. Erreichen wir jedoch in Zentrik einen A- oder einen C-Kontakt, oder beide, ohne einen B-Kontakt, so wird das Kräfteparallelogramm in Richtung der lingualen Höcker des Unterkiefers und der bukkalen Höcker des Oberkiefers zeigen. Mit anderen Worten: Wird ein B-Kontakt nicht erreicht, führt dies mit Sicherheit zur Fehlokklu-

> **Schließstopper**
>
> Distale Abhänge der Oberkieferzähne
> Mesiale Abhänge der Unterkieferzähne
>
> *
>
> **Ausgleichsstopper**
>
> Mesiale Abhänge der Oberkieferzähne
> Distale Abhänge der Unterkieferzähne

Abb. 237 Bukko-lingual fordern wir für A, B und C interokklusale Kontakte. In mesio-distaler Richtung fordern wir Schließstopper und Ausgleichsstopper, wie sie hier definiert sind. Der gleichzeitige Kontakt eines Schließstoppers und eines Ausgleichsstoppers gibt den Zähnen eine mesio-distale Stabilität. Dies führt zu drei interokklusalen Kontakten oder einem Dreifuß eines jeden Höckers in einer zugehörigen Fossa.

sion. Die B-Kontakte sind am schwierigsten herzustellen und zu erhalten, ohne sie kommt es jedoch zur Fehlokklusion.

Die A-, B- und C-Kontakte können als bukko-palatinale (-linguale) Stabilisatoren angesehen werden, ebenso wie die Schließstopper und Ausgleichsstopper als mesio-distale Stabilisatoren angesehen werden können.

Schließstopper und Ausgleichsstopper
(Abb. 237)

In mesio-distaler Richtung werden Kontakte zwischen distalen Abhängen der Oberkieferzähne und mesialen Abhängen der Unterkieferzähne Schließstopper genannt. Denn dies ist genau das, was sie tun.

Konsequenterweise wird in mesio-distaler Richtung jeder Kontakt einer mesialen Fläche der Oberkieferzähne mit einer distalen Fläche der Unterkieferzähne Ausgleichsstopper genannt. Geschieht der Kontakt zwischen Ausgleichsstoppern gleichzeitig mit Kontakten der Schließstopper, so sind die Schließkräfte gleichmäßig und gegeneinander gerichtet. Berühren sich Ausgleichsstopper vor den Schließstoppern, so werden die Ausgleichsstopper zu Schliffflächen des Schließvorganges. Das Ziel bei der Errichtung der Okklusion ist es, in Zentrik gleichzeitigen Kontakt von Schließstoppern und Ausgleichsstoppern zu erreichen.

Schließstopper, Ausgleichsstopper sowie A-, B- und C-Kontakte (Abb. 238 und 239) sind so angelegt, daß sie gleichzeitig in Zentrik punktförmige Kontakte bilden, und zwar so, daß jeder Höcker in der dazugehörige Fossa einen dreipunktförmigen Kontakt hat. Diese interokklusalen Dreipunktkontakte werden bei jeder exzentrischen diagnostischen Testbewegung des Unterkiefers in Protrusion rechts- oder linkslateral sofort voneinander diskludiert oder getrennt, und die interokklusalen Kontakte werden bei einer diagnostischen, außerhalb des Kauzyklus liegenden Testbewegung mit leerem Mund auf die Frontzähne übertragen. Die Übertragung von Kontakten auf die Frontzähne zur Disklusion der Dreipunktkontakte auf den Seitenzähnen bei exzentrischen Bewegungen mit leerem Munde aus der Zentrik heraus sollte sehr schnell, d. h. innerhalb des ersten Millimeters der Bewegung oder des ersten Grades der Rotation des Unterkiefers, geschehen (Abb. 240).

Die Kontakte in Zentrik lösen sich voneinan-

Grundprinzipien der Zahnpräparation

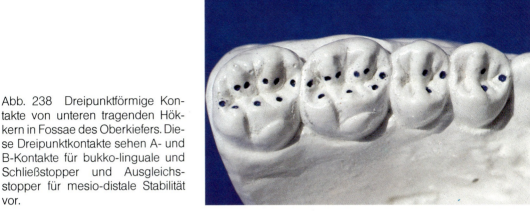

Abb. 238 Dreipunktförmige Kontakte von unteren tragenden Höckern in Fossae des Oberkiefers. Diese Dreipunktkontakte sehen A- und B-Kontakte für bukko-linguale und Schließstopper und Ausgleichsstopper für mesio-distale Stabilität vor.

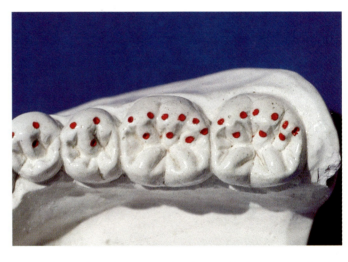

Abb. 239 Dreipunktkontakte auf jedem Unterkieferhöcker mit A- und B-Kontakten in bukko-lingualer und Schließstoppern und Ausgleichsstopper in mesio-distaler Richtung. Wir wünschen einen Dreipunktkontakt, weil dies das stabilste System in der Mechanik ist.

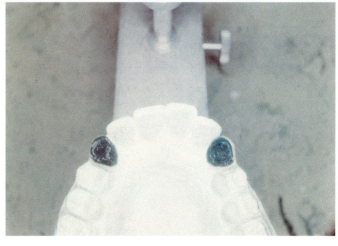

Abb. 240 Die Restauration von oberen Eckzähnen, um den oberen Frontzähnen die nötige Disklusionsmöglichkeit zu geben. Hierzu war eine Absenkung der Vertikaldimension notwendig. Die posteriore Disklusion wird durch das Herabgleiten der Kondylen entlang ihrer Bahn vorgenommen. Hierdurch wird der rückwärtige Teil der Mandibula abgesenkt. Die anteriore Disklusion sollte im richtigen Verhältnis zur posterioren Disklusion ablaufen.

Grundprinzipien der Zahnpräparation

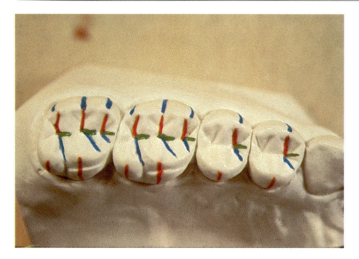

Abb. 241 Gibt es Höcker auf Zähnen, so muß es auch Furchen geben, durch die die Höcker bei der Arbeit des Kiefers laufen. Diese Furchen laufen auf der Arbeitsseite quer in die Zähne hinein, da sie das Resultat einer Rotation um den näher gelegenen Kondylus sind (rot). Höcker auf Zähnen müssen ebenfalls durch Furchen laufen, wenn die gegenüberliegende Seite arbeitet. Sie laufen schräg in den Zahn hinein (blau), da sie das Resultat der Rotation um den entfernter gelegenen Kondylus sind. Höcker auf Zähnen müssen außerdem durch Furchen laufen, wenn die Frontzähne arbeiten (grün). Dies sind die zentralen Furchen.

der. Sie gleiten in Leerräume, die aus Vertiefungen oder Furchen, entweder Entwicklungs- oder Zusatzfurchen oder aus interdentalen Einziehungen, bestehen. Die Gnathologie wünscht eine gleichmäßige Verteilung von Erhebungen und Vertiefungen oder von Festem und Leerem, um so in die Dynamik des Systems zu passen und auf diese Weise aus dem Kausystem einen friedfertigen Mechanismus ohne Selbstzerstörung zu formen.

Furchen sind das Ergebnis von Kondylenbewegungen (Abb. 241)

Gibt es auf den Zähnen Höcker, so müssen dafür Furchen bestehen, in denen sie arbeiten können (rote Linien). Diese Linien gehen quer in den Zahn hinein, da sie das Ergebnis der Rotation des Unterkiefers um den näher gelegenen Kondylus sind. Ebenfalls muß es für die Höcker der Zähne Leerlauffurchen (blaue Linien) geben, die schräg in den Zahn hineinzeigen, da sie das Ergebnis der Rotation um den weiter weg gelegenen Kondylus sind. Diese lateralen Furchen sind das Ergebnis der Protrusion eines Kondylus. Weiterhin benötigen die Höcker der Zähne Furchen (grüne Linien), durch die sie passieren, wenn die Frontzähne arbeiten. Dies sind die zentralen Furchen, da

es sich hier um die Protrusion beider Kondylen handelt.

Die Okklusionseinheit (Abb. 242)

Die Okklusionseinheit ist ein Höcker in einer Fossa. Arbeiten beide Kieferhälften, so gehört zu einem Höcker in einer Fossa eine Arbeits-, eine Leerlauf- und eine Protrusionsfurche. Der Höcker in der Fossa muß interokklusale Kontakte besitzen: Schließstopper und Ausgleichsstopper in der Sagittalebene sowie A- und B- oder B- und C-Kontakte in der Frontalebene. Das Resultat wird ein Dreipunktkontakt des Höckers in der Fossa auf der Horizontalebene sein. Dies gibt der Okklusion sowohl mesio-distal als auch bukko-palatinal (-lingual) Stabilisation. Wir versuchen, einen Dreipunktkontakt eines Höckers in eine Fossa zu erreichen, da der Dreipunktkontakt die stabilste Unterstützung in der Mechanik darstellt.

Die okklusale Geographie

Um die Morphologie der Seitenzähne zu beschreiben, unterteilen wir die okklusalen Elemente in zwei Klassen: Erhebungen und Vertiefungen. Wir beschreiben die Erhebungen als

Grundprinzipien der Zahnpräparation

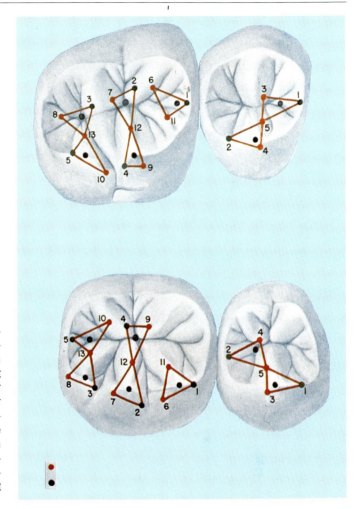

Abb. 242 Schematisch ist zu sehen, wie jeder Höcker in der dazugehörigen gegenüberliegenden Fossa einen Dreipunktkontakt hat, um so A-, B- und C-Kontakte für bukko-linguale und Schließstopper und Ausgleichsstopper für mesiodistale Stabilität zu erzeugen. Diese interokklusalen Kontakte werden sofort in Leerräume oder Vertiefungen diskludiert, die Entwicklungsfurchen oder Zusatzfurchen genannt werden.

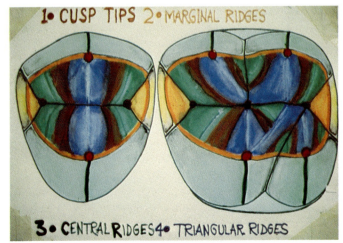

Abb. 243 Die Haupterhebungen der Okklusalfläche eines Seitenzahnes.

1. Höcker (rot)
2. marginale Leisten (orange)
3. zentrale Leisten (grün)
4. trianguläre Leisten (blau)

1. Höckerspitzen,
2. marginale Leisten,
3. zentrale Leisten,
4. trianguläre Leisten und
5. Zusatzleisten.

Wir bezeichnen die Vertiefungen als

6. Entwicklungsfurchen,
7. Zusatzfurchen und
8. Fossae und Sulci.

Erhebungen (Abb. 243)

1. Die Höckerspitze ist die höchste Erhebung des Höckers. Sie wird hier in Rot angezeigt. Bei der Entwicklung des Zahnes ist dies der erste Teil. Es ist auch der erste Teil des Zahnes, den man sieht, wenn er in die Mundhöhle hineinwächst. Manchmal werden die Zähne auch entsprechend der Zahl ihrer Höckerspitzen als Bikuspit, Trikuspit, Quadrokuspit, Pentakuspit bezeichnet.
2. Nach mesial und distal von jedem Höcker ausgehend findet man die marginalen Leisten (hier in Orange gezeichnet). Von jeder Höckerspitze läuft eine marginale Leiste nach mesial oder distal des Zahnes, kreuzt dann zur anderen Seite mit der interdentalen-marginalen Leiste und trifft ihr Gegenstück auf der gegenüberliegenden Seite. Die interdentalen marginalen Leisten können auch transversale marginale Leisten genannt werden. Die marginalen Leisten sind die höchsten Erhebungen des Perimeters der Okklusalflächen der Zähne. Die marginalen Leisten sind die hauptsächlichen Schneideflächen der Zähne, wenn die Scherhöcker auf ihrem Wege zur Okklusion nahe den tragenden Höckern vorbeilaufen. Auf ihnen liegen ebenfalls Schließstopper und Ausgleichsstopper.

Wir wünschen, daß das stomatognathe System Speisen zerschneidet. Daher schaffen wir Frontzähne mit einer Schneidefläche und Seitenzähne mit vielfachen Schneideflächen.

3. Die zentralen Leisten laufen von der Höckerspitze zu den bukkalen, palatinalen und lingualen Flächen eines jeden Höckers, wie es hier in Grün dargestellt ist. Die bukkale zentrale Leiste der Unterkieferzähne und die palatinale zentrale Leiste der Oberkieferzähne bilden einen A- und einen C-Kontakt mit den triangulären Leisten der gegenüberliegenden Zähne und sorgen so für einen Schließstopper und einen Ausgleichsstopper.

4. Die triangulären Leisten laufen entweder schräg oder quer von jeder Höckerspitze in die zentrale Furche, wie es hier in Blau dargestellt wird. Kann man die zentralen Leisten der Höcker als nach außen gelegene Leisten bezeichnen, so sind diese nach innen gelegene Leisten der Höcker. Die triangulären Leisten sorgen ebenfalls für Schließstopper, Ausgleichsstopper und A-, B- und C-Kontakte.

Bei der Organisation der Höcker besitzt jeder Höcker vier Leisten. Dies sind die mesialen und distalen marginalen Leisten, die triangulären Leisten und die zentrale Leiste. Da jede Leiste in allen drei Dimensionen abgerundet worden ist, wird so aus einem Höcker eine gotische Pyramide. Bei Kontakten der gegenüberliegenden Zähne treffen sich zwei abgerundete Oberflächen in einem Punkt, und diese Punkte werden sofort voneinander getrennt (diskludiert), wenn sie entlang der Tangente zum Radius dieser Kurve bewegt werden.

5. Die Zusatzleisten sind ein Produkt der Zusatzfurchen. Die Zusatzleisten bilden eine Begrenzung der Zusatzfurchen. Die andere Begrenzung der Zusatzfurche ist die dazugehörige trianguläre Leiste. Zusatzleisten werden immer zwischen Zusatzfurchen und Entwicklungsfurchen gebildet und stellen nicht nur eine Begrenzung für die Zusatzfurche dar, sondern ebenso für die danebenliegende Entwicklungsfurche. Zusatzfurchen sind zusätzliche Schneideflächen, die vor allem bei abgenutzten Zähnen an Bedeutung gewinnen.

Grundprinzipien der Zahnpräparation

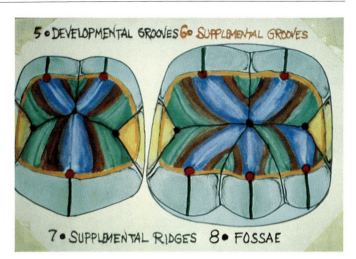

Abb. 244 Die Hauptvertiefungen der Okklusalfläche.

5. Entwicklungsfurche (schwarz)
6. Zusatzfurchen (rot)
7. Zusatzleisten (grün) als kleine Erhebungen, die ein Produkt der Zusatzfurchen sind
8. Fossa (schwarz)

Vertiefungen (Abb. 244)

6. Die größten Vertiefungen der Okklusalfläche sind die Entwicklungsfurchen, die hier in Schwarz gezeigt werden. Die Entwicklungsfurchen haben ein besonderes und gleiches Bild auf jedem Seitenzahn. Sie laufen von der mesialen zur distalen Fossa eines jeden Seitenzahnes und aus jeder Fossa nach bukkal und palatinal (lingual) zu den approximalen Kontakten. Auf den Oberkiefermolaren laufen die Entwicklungsfurchen von der zentralen Fossa quer nach bukkal und werden hier die Arbeitsfurchen für den mittleren bukkalen Höcker des gegenüberliegenden Unterkiefermolaren genannt. Aus der distalen Fossa des Oberkiefermolaren läuft eine palatinale Entwicklungsfurche schräg nach palatinal, da sie die Leerlauffurche für den distalen Höcker des gegenüberliegenden Unterkiefermolaren darstellt.

Auf den Unterkiefermolaren läuft die Entwicklungsfurche von der zentralen Fossa nach lingual. Sie verläuft quer, da sie eine Arbeitsfurche für den mesio-palatinalen Höcker des Oberkiefermolaren darstellt. Weitere Entwicklungsfurchen laufen aus der zentralen Fossa nach bukkal und nach mesial. Dies dient dazu, den mesio-bukkalen und mittleren bukkalen Höcker des unteren Molaren zu trennen. Die Entwicklungsfurche stellt eine Passage für den mesio-bukkalen Höcker eines oberen Molaren in Arbeitsbewegung dar. Aus der zentralen Fossa des unteren Molaren verläuft ebenso eine disto-bukkale Furche. Dies ist die Leerlauffurche für den mesio-palatinalen Höcker des oberen Molaren, und sie verläuft schräg.

Die Höcker beginnen ihre Entwicklung an den Höckerspitzen und wachsen langsam, verschmelzen miteinander und verbinden sich an den Entwicklungsfurchen. Daher sind Entwicklungsfurchen in ihrer Tiefe scharfkantig. Diese Entwicklungsfurchen laufen außerdem über die marginalen Randleisten hinaus und enden auf den bukkalen und palatinalen (lingualen) Oberflächen der Zähne. Wenn diese Entwicklungsfurchen quer in den Zahn hineinlaufen, sind es Arbeitsfurchen. Laufen sie schräg in den Zahn hinein, sind es die seitlichen Leerlauffurchen. Verlaufen sie mesiodistal, dann sind es Protrusionsfurchen.

Die Zusatzfurchen

Jede trianguläre Leiste besitzt eine mesiale und eine distale Zusatzfurche in U- oder V-Form (in Rot gezeigt). Sie sind wie Anhängsel von Entwicklungsfurchen. Weder die Entwicklungsfurchen noch die Zusatzfurchen sind gerade Linien. Die Zusatzfurchen unterscheiden sich von den am Boden scharfkantigen Entwicklungsfurchen, indem sie auf ihrem Grunde abgerundet sind.

Außerdem enden die an ihrem Boden runden Zusatzfurchen vor den marginalen Leisten; sie sind wie Falten im Schmelz.

Die Zusatzfurchen haben drei Aufgaben:

1. Sie verschärfen die triangulären Leisten, indem sie mesial und distal derselben eine Vertiefung darstellen.
2. Sie stellen Passagen für Höcker dar. (Sie verlaufen im Zahn quer, wenn sie Arbeitsfurchen sind, und schräg, wenn sie Leerlauffurchen sind.)
3. Sie sorgen für Zusatzleisten zwischen den Zusatzfurchen und den anliegenden Entwicklungsfurchen.

Die Fossae

Wenn wir die vorgenannten Erhebungen und Vertiefungen in der richtigen Art und Weise angeordnet haben, so haben sich automatisch die Fossae gebildet (in Schwarz markiert). Ist eine Vertiefung scharf oder eckig, so wird sie als Fossa bezeichnet. Ist die Vertiefung länglich, so wird sie Sulkus genannt.

Die menschlichen Zähne werden in der Dunkelheit der Alveolen gebildet. Wird man geboren, so hat man 52 potentielle Zähne. Es ist ein Wunder der Natur, wie diese Zähne in den Mund wachsen und ihre Position in der richtigen Ordnung einnehmen. Stehen dann die Zähne in der richtigen Ordnung innerhalb unseres Mundes, so müssen sie die genannten einzelnen Anteile besitzen, damit sie mit einem Minimum an Abnutzung stabil in der Relation zueinander okkludieren und diskludieren können.

Kapitel 6

Die gnathologische Zahnpräparation

Schritt 1: Mesiale und distale Kästen oder Stufen und die Entwicklungsfurchen

In Kapitel 5 wurden die vier Schritte der Zahnpräparation anhand von großen Gipszähnen und Zeichnungen in Text und Bild dargestellt. Hier wird nun der erste Schritt beschrieben, der den mesialen und distalen Kasten sowie die Entwicklungsfurchen anhand diagnostischer Präparationen, der Behandlung im Munde des Patienten und der daraus resultierenden Modelle und Güsse zum Gegenstand hat (Abb. 245 bis 251).

Der Vorgang, eine korrekte Okklusion wiederaufzubauen, unterscheidet sich von der Aufgabe, zerstörte Zahnsubstanz zu restaurieren. Hier haben wir oft nicht die vier Wände eines Loches, die das Füllmaterial aufnehmen können. In vielen Fällen verlangt die Rehabilitation der Zähne, daß mit der restaurativen Substanz die Widerstandskraft des zu versorgenden

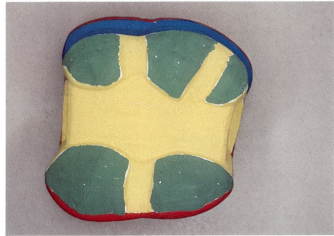

Abb. 245   Der erste Schritt bei der Zahnpräparation wird hier auf einem großen Gipsmodell eines unteren Molaren in Gelb gezeigt. Die mesialen und distalen Kästen oder Stufen liegen unter einer mesialen und distalen Fossa, die an jedem Seitenzahn vorhanden ist. Man kann ebenfalls die Entwicklungsfurche sehen, die in mesio-distaler Richtung verläuft und die mesialen und distalen Fossae miteinander verbindet. Aus der zentralen Fossa in lingualer Richtung führt eine Arbeitsfurche für den gegenüberliegenden tragenden Höcker, der in die zentrale Fossa paßt. Auf der bukkalen Seite, schräg nach distal, sieht man eine Leerlauffurche für diesen oberen Höcker. Ebenfalls sieht man die mesio-bukkale Furche, die den mesio-bukkalen vom mittleren bukkalen Höcker des unteren Zahnes trennt und eine Arbeitsfurche für den mesio-bukkalen Höcker des oberen Molaren darstellt.

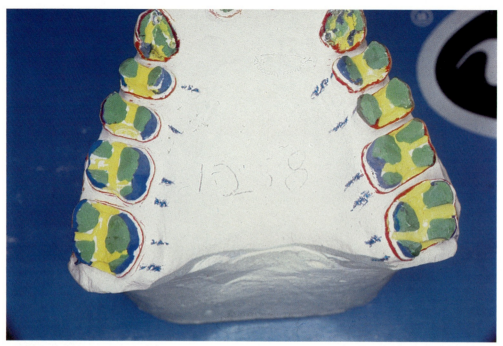

Abbildung 246

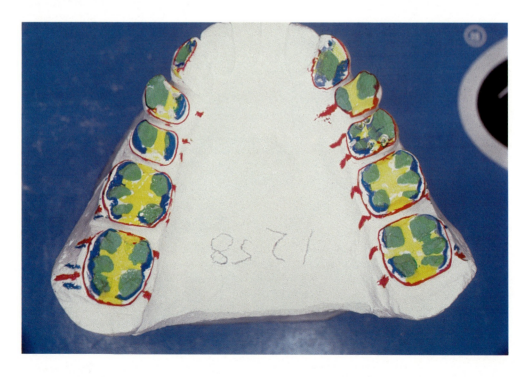

Abbildung 247

Die gnathologische Zahnpräparation

Abb. 248 Bei der Präparation der Zähne zeigt sich der Wert der diagnostischen Präparation auf montierten Modellen. Die distalen Kästen an den oberen Eckzähnen sowie die mesialen und distalen Kästen an den oberen Prämolaren und Molaren sorgen für die Möglichkeit, die Höcker-Fossa-Relationen in mesialer oder distaler Richtung zu verlagern. Im Falle einer Mesialokklusion kann die Fossa auf den Oberkieferzähnen etwas nach mesial verlagert werden, um den unteren tragenden Höcker aufzunehmen, der seinerseits etwas nach distal verschoben wird. Im Falle einer Distalokklusion kann die Fossa auf den Oberkieferzähnen nach distal verlegt werden, und die Spitzen der tragenden Höcker der Unterkieferzähne können nach mesial verlagert werden.

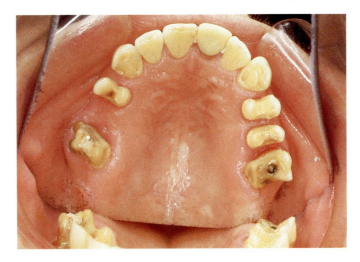

Abb. 249 Hier sieht man wieder die mesialen und distalen Kästen und die Entwicklungsfurchen auf den unteren Seitenzähnen. Auch hier können mesiale und distale Fossae nach mesial oder distal verschoben werden, je nachdem, wie es die zentrische Relation erfordert.

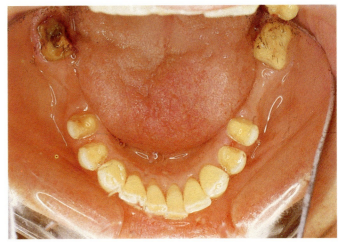

Abb. 246 Bevor unwiderrufliche Reduktionen der Zahnsubstanz im Munde des Patienten begonnen werden, ist es ratsam, eine diagnostische Präparation an montierten Modellen vorzunehmen, so daß später Irrtümer bei der Präparation der Zähne im Munde vermieden werden können. Man sieht in Gelb die diagnostische Präparation der mesialen und distalen Kästen und der Entwicklungsfurchen. Man beachte die blauen Striche auf der palatinalen Seite der Oberkieferzähne. Diese markieren die geplante Position der oberen palatinalen Höcker.

Abb. 247 Der erste Schritt der Präparation, nämlich die Anlage der mesialen und distalen Kästen und der Entwicklungsfurche der Seitenzähne ist in Gelb zu sehen. Die mesialen und distalen Kästen bieten reichlich Platz für eine mesiale und distale Fossa. Die zentrale Furche bietet Platz für die zentrale Fossa und die Passagen für die tragenden Höcker der Oberkieferzähne in Arbeitsrichtung auf der lingualen Seite. Auf der bukkalen Seite liegen die Präparationen für Leerlauffurchen. Die roten Striche auf der lingualen Seite markieren die geplante Position der unteren lingualen Höcker.

Die gnathologische Zahnpräparation

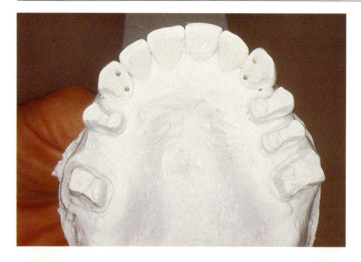

Abb. 250 Die Modelle der vorgenommenen Präparationen zeigen, wie für eine mesiale und distale Fossa und für Entwicklungsfurchen auf den Oberkieferzähnen gesorgt wurde. Man beachte, daß dies für ein MOD-Onlay, für eine Teil- und auch für eine Vollkrone gilt.

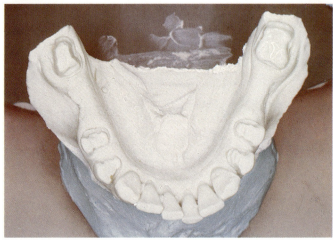

Abb. 251 Oben gemachte Betrachtungen sind selbstverständlich für die Unterkieferzähne ebenfalls gültig.

Zahnes vergrößert wird. Wir betrachten also die Restauration als eine Verbesserung der Stärke der Zähne. Die Inlays, Onlays oder Kronen halten die Zähne um so besser zusammen, je mehr Kraft auf sie ausgeübt wird. Man beachte bei der Präparation von Zähnen, daß man mit vergrößertem Druck der Restauratio-

nen den Zahn eher mehr schützen möchte. Die mesialen und distalen Kästen zusammen mit der Entwicklungsfurche, die sie verbindet, geben dem Zahn eine mesio-distale Fassung. Ein U-förmiger Halteeffekt ist auf diese Art gewonnen.

Ein ähnlicher Halteeffekt wird in bukko-palatinaler (-lingualer) Richtung durch die Anlage der querliegenden Entwicklungsfurchen auf den Molaren geschaffen.

Indem man die Entwicklungsfurchen mindestens 2 mm tief und 2 mm breit in mesio-distaler und ebenso in bukko-palatinaler (-lingualer) Richtung anlegt, können die Zähne in bukko-palatinaler (-lingualer) und mesio-distaler Richtung hervorragend gefaßt werden. Dadurch, daß die Entwicklungsfurchen genügend tief und breit angelegt werden, können Verbesserungen in der Anlage der späteren Entwicklungsfurchen und eine Korrektur oder Modifikation der Fossa in mesio-distaler Hinsicht leicht vorgenommen werden.

Werden die mesialen und distalen Kästen genügend tief und weit angelegt, können Verbesserungen der Lage der mesialen und distalen Fossae sowohl in bukko-palatinaler (-lingualer) als auch in mesio-distaler Richtung jederzeit vorgenommen werden.

Schritt 2: Die Reduktion der Zahnsubstanz

Durch die Präparation der Entwicklungsfurchen zwischen den mesialen und distalen Kästen durch die zentralen Fossae der Molaren in einer Tiefe von mindestens 2 mm schaffen wir uns eine Basislinie, nach der die Reduktion der Zahnstruktur vom Pulpenhorn in bukko-palatinaler (-lingualer) und mesio-distaler Richtung vorgenommen werden kann. Die Abhänge direkt neben den zentralen Furchen können um 2 mm reduziert werden, um so 1 mm Schichtdicke des Gusses und 1 mm Tiefe der Furchen zu erlauben (Abb. 252, grün).

Mesio-distal der bukkalen Seite der bukkalen Höcker der Prämolaren kann geringer reduziert werden, damit nicht soviel Gold sichtbar wird. Das gleiche gilt für den mesio-bukkalen Höcker des oberen ersten Molaren. Auf der bukkalen Seite der bukkalen Höcker der Prämolaren des Unterkiefers braucht die Präparationsgrenze nicht mehr als 1 mm über den A-Kontakt hinauszugehen. Es gibt eine Grundregel bei der Präparation für Goldgüsse: Interokklusale Kontakte dürfen nicht auf Präparationsgrenzen liegen (Abb. 253, in Blau gezeichnet).

Bevor man diagnostische Präparationen an montierten Studienmodellen vornimmt, ist es sehr nützlich, sich einen Plan zu zeichnen. Diese Höcker-Fossa-Analyse kann auf die Zähne, die präpariert werden sollen, oder – im Falle einer vollen Krone oder eines Zahnzwischenraumes – auf das Gingivalgewebe gezeichnet werden (Abb. 254 und 255).

Es wird hier eine Höcker-Fossa-Okklusion beschrieben und geplant. Sie wird Neutralokklusion genannt, um sie von einer distalen oder mesialen Okklusion zu unterscheiden. Die neutrale Okklusion erfordert eine gute Zahn-zu-Zahn/Höcker-zu-Fossa-Relation im Gegensatz zu der Zahn-zu-zwei-Zahn/Höcker-zu-marginaler-Leiste-Relation.

Bei der Höcker-Fossa-Relation liegt der Höcker über seiner Fossa. Die Höckerspitze berührt nicht den Boden der Fossa, sondern der Höcker hat seinen interokklusalen Kontakt auf dem Perimeter der Fossa.

Bei der Höcker-zu-marginaler-Leiste- oder Zahn-zu-zwei-Zahn-Okklusion berührt die Höckerspitze die gegenüberliegenden marginalen Leisten, wobei es zu einer Abnutzung von beiden kommt, was dann zu Instabilität und Kurzlebigkeit der Relationen führt. Die neutrale Okklusion gibt uns gute Zahn-zu-Zahn-Relationen, so daß eine Höcker-Fossa-Okklusion entwickelt werden kann anstatt der klassischen Zahn-zu-zwei-Zahn-Okklusion, wie in Angle-Klasse I beschrieben.

Diese Zahn-zu-Zahn-Relation ist eher eine distale Limitation der Klasse-I-Okklusion. Würde eine Klasse-I-Zahn-zu-zwei-Zahn-Okklusion durch deflektive Malokklusion von Anteriorverlagerungen der Unterkieferzähne befreit, wäre das Resultat normalerweise eine Zahn-zu-Zahn-Okklusion.

Die gnathologische Zahnpräparation

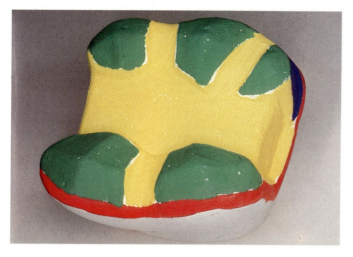

Abb. 252 In Grün sieht man auf diesem großen Gipsmodell eines oberen Molaren die Reduktion der Zahnstruktur. Diese Reduktion wurde in bukko-lingualer und mesio-distaler Richtung vom Pulpenhorn her vorgenommen. Diese Art der Reduktion verhindert unnötige Verletzungen der Zähne, da alle Abtragungen so weit wie möglich vom Pulpenhorn entfernt vorgenommen wurden. Die Reduktion in Richtung der zentralen Furche (also an den inneren Abhängen) erfolgt als erster Schritt in etwa 2 mm Tiefe. Nach fertiger Präparation sollte die Okklusalfläche der Präparation die Okklusalfläche der fertigen Restauration simulieren.

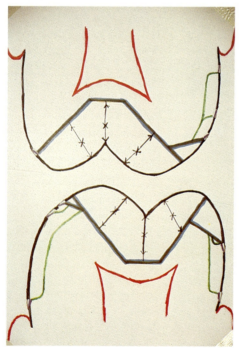

Abb. 253 In Blau sind die interokklusalen Reduktionen der Zahnsubstanz gezeigt. Die Pfeile der Zeichnung stellen 1 mm Reduktion von der Schnittstelle dar. Das bedeutet, daß mindestens 2 mm Zahnsubstanz präpariert worden sind. Dies erlaubt 1 mm Schichtdicke des Goldes und 1 mm Furchentiefe. Die Präparationsgrenzen auf den bukkalen Abhängen sollten etwa 1 mm über den A-Kontakt extendiert werden. Man beachte, daß keine parallelen Präparationen in den Entwicklungsfurchen vorgenommen wurden. Wir versuchen, dort keine Retention zu erhalten.

Die gnathologische Zahnpräparation

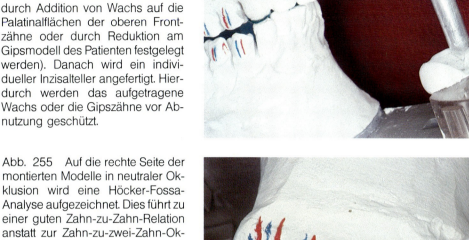

Abb. 254 Bevor die Position der tragenden Höcker und der Scherhöcker auf den Seitenzähnen geplant wird, sollte die richtige Überlappung der Frontzähne bestimmt werden (das heißt, der horizontale und vertikale Überbiß muß entweder durch Addition von Wachs auf die Palatinalflächen der oberen Frontzähne oder durch Reduktion am Gipsmodell des Patienten festgelegt werden). Danach wird ein individueller Inzisalteller angefertigt. Hierdurch werden das aufgetragene Wachs oder die Gipszähne vor Abnutzung geschützt.

Abb. 255 Auf die rechte Seite der montierten Modelle in neutraler Okklusion wird eine Höcker-Fossa-Analyse aufgezeichnet. Dies führt zu einer guten Zahn-zu-Zahn-Relation anstatt zur Zahn-zu-zwei-Zahn-Okklusion, wie in der Angle-Klasse-I-Okklusion. Die Zahn-zu-Zahn-Okklusion ist eher die distale Begrenzung der Klasse-I-Okklusion. In Blau sieht man die mesio-distale Position der tragenden Höcker. Rot zeigt die Position der Scherhöcker. Diese roten und blauen Linien können auf die linguale Seite übertragen werden. Ebenfalls zeigt Blau die Position der oberen palatinalen tragenden Höcker und Rot die Position der unteren lingualen Scherhöcker.

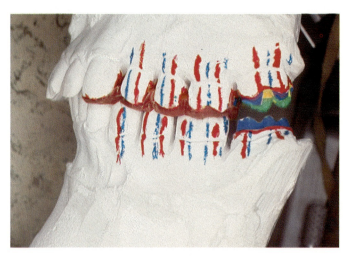

Abb. 256 Eine Höcker-Fossa-Analyse auf der linken Seite der montierten Modelle in neutraler Okklusion und annähernder Zahn-zu-Zahn-Relation. Die blauen Linien zeigen die bukkalen tragenden Höcker des Unterkiefers, die so angelegt werden sollen, daß die bukkalen Höcker der unteren Prämolaren in die mesiale Fossa der oberen Prämolaren und die mesio-bukkalen Höcker der unteren Molaren in die mesiale Fossa der oberen Molaren passen werden. Die roten Linien auf den oberen Modellen markieren die Positionen, die diese Scherhöcker einnehmen müssen, um die unteren tragenden Höcker in Arbeitsrelationen passieren lassen zu können. Die bukkalen Höcker der oberen Molaren müssen durch die Furchen zwischen den bukkalen tragenden Höcker passieren. Die blauen Linien auf der bukkalen Seite der oberen Seitenzähne zeigen die Position der oberen tragenden Höcker in zentrischer Relation. Die roten Linien auf der bukkalen Seite der unteren Seitenzähne zeigen die Position, die von den unteren lingualen Scherhöckern eingenommen werden muß, um für einen ordentlichen interokklusalen C-Kontakt zu sorgen und um zwischen den oberen palatinalen tragenden Höckern bei einer Arbeitsbewegung passieren zu können.

Die Zeichnung des Planes (Abb. 256 bis 264)

Die Planung der Höcker kann auf die bukkale Seite der Zahnpräparationen oder im Falle einer Vollkrone oder eines zahnlosen Raumes auf das gingivale Gewebe gezeichnet werden.

Die tragenden Höcker werden zunächst mit einem Farbstift auf die montierten Modelle gezeichnet. Man benutze Blau für die tragenden Höcker und Rot für die Scherhöcker. Da tragende Höcker nur in Zentrik in Okklusion stehen, können die unteren tragenden Höcker markiert werden, während der Artikulator in zentrischer Relation geschlossen ist. Diese blauen und roten Linien werden ebenfalls die Position und die Linien der zentralen Leisten auf den bukkalen oder palatinalen (lingualen) Flächen der Zähne zeigen (Abb. 254 und 255).

Bei der Entwicklung einer okklusalen Höcker-Fossa-Beziehung müssen wir die bukkalen Höcker des ersten und zweiten unteren Prämolaren weit genug nach distal legen, damit es leicht wird, eine mesiale marginale Randleiste für die ersten und zweiten oberen Prämolaren so anzulegen, daß die mesialen Abhänge der unteren beiden Prämolaren mit den distalen Abhängen eben dieser mesiomarginalen Randleisten einen Schließstopper bilden. Die bukkalen Höcker der ersten und zweiten unteren Prämolaren müssen nicht im Zentrum dieser Zähne liegen. Wir wollen eine gute Mechanik erreichen, was nicht unbedingt bedeutet, daß wir Zähne kopieren. Wir hätten lieber etwas verkrüppelte Zähne mit guter Mechanik als die bestaussehenden Zähne in Malokklusion. Wir möchten, daß die bukkalen Höcker der ersten und zweiten unteren Prämolaren in die mesialen Fossae der oberen ersten und zweiten Prämolaren okkludieren. Und wir wollen, daß die palatinalen Höcker der oberen Prämolaren in die distalen Fossae der unteren Prämolaren okkludieren.

Die gnathologische Zahnpräparation

Abb. 257 und 258 Die Planung der Höckerposition bei einer Distalokklusion für eine Höcker-Fossa-Okklusion. Hier wird der bukkale tragende Höcker des unteren Prämolaren in die distale Fossa des oberen Prämolaren gesetzt. Der obere palatinale tragende Höcker der Prämolaren paßt in die mesiale Fossa eines unteren Prämolaren. Die tragenden Höcker der Molaren des Unterkiefers werden auf den oberen Molaren eine Fossa nach distal verlegt, die palatinalen tragenden Höcker der oberen Molaren okkludieren in eine Fossa weiter nach mesial auf den unteren Zähnen. Die Scherhökker werden so angelegt, daß sie an den gegenüberliegenden tragenden Höckern vorbeipassieren können.

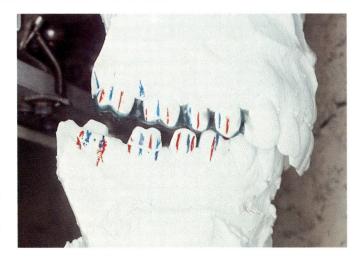

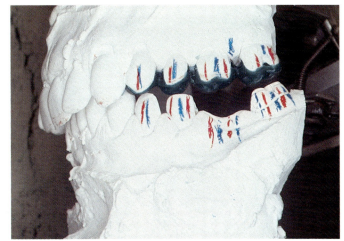

Abbildung 258

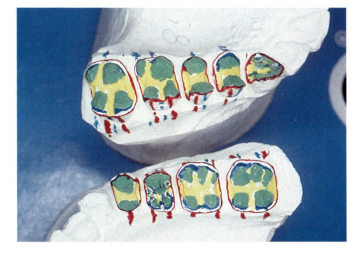

Abb. 259 In Grün wird die Reduktion in bukko-lingualer und mesiodistaler Richtung an jeder Höckerspitze gezeigt. So simuliert die Okklusalfläche der Präparation die Okklusalfläche der Restauration.

Die gnathologische Zahnpräparation

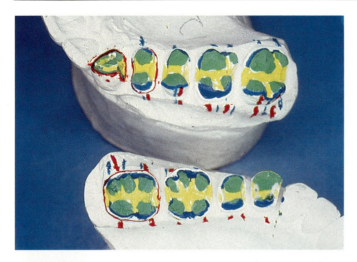

Abb. 260 Auch hier wird in Grün die Reduktion der Höckerspitze in bukko-lingualer und mesio-distaler Richtung gezeigt.

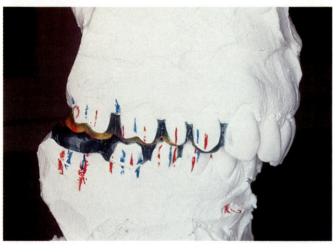

Abb. 261 Man sieht die rechte Seite der geplanten Höckerposition auf der Präparation. Man beachte, daß die oberen bukkalen Scherhöcker ihre größte Länge unter den roten Markierungen auf den oberen Modellen haben. Die höchste Erhebung der tragenden Höcker der Unterkieferzähne ist über den blauen Linien auf den unteren Modellen. Diese Höcker-Fossa-Analyse hilft uns nicht nur bei der Präparation, sondern ebenso beim späteren Aufwachsen, indem wir die Höckerspitzen in Wachs unter oder über die angegebenen Positionen setzen können. Diese Markierungen legen die mesio-distale Position fest. Die bukko-linguale Position wird durch unsere Kenntnis von der bukko-lingualen Anatomie der okklusalen Oberfläche bestimmt.

Wir möchten ferner, daß der mesio-bukkale Höcker des unteren Molaren in die mesiale Fossa des oberen Molaren okkludiert. Der mittlere Höcker des unteren Molaren soll in die zentrale Fossa des oberen Molaren und der disto-bukkale Höcker des unteren Molaren in die distale Fossa des oberen Molaren okkludieren. Auf ähnliche Weise möchten wir, daß der mesio-palatinale Höcker des oberen Molaren in die zentrale Fossa des unteren Molaren und der disto-palatinale Höcker des oberen Molaren in die distale Fossa des unteren Molaren okkludiert. Dies führt zu einer Höcker-Fossa-Okklusion. Die bukkalen Höcker der ersten und zweiten Oberkieferprämolaren sollen bei einer Arbeitsbewegung distal an den bukkalen Höckern der unteren Prämolaren vorbeigleiten. Diese Relation wird in einer annähernden Kante-zu-Kante-Position geprüft. Der mesio-bukkale Höcker des oberen Molaren muß in der Furche zwischen dem mesio-bukkalen und mittleren bukkalen Höcker des unteren Molaren, der disto-bukkale Höcker zwischen dem mittleren und dem distalen Höcker des unteren Molaren arbeiten. Diese Relationen werden bei einer Arbeitsbewegung in

Die gnathologische Zahnpräparation

Abb. 262 Der intraorale Blick zeigt die Zahnreduktion, die eine genügende Dicke der Restaurationen und die richtige Plazierung von Erhebungen (Höckern) in die entsprechende Position erlaubt. So passen tragende Höcker in Fossae der gegenüberliegenden Zähne richtig in bukko-lingualer und mesio-distaler Richtung. Die geplante Position der Scherhöcker erlaubt diesen, nahe an den gegenüberliegenden tragenden Höckern vorbeizupassieren, um Speisen zu schneiden und zu zerkleinern.

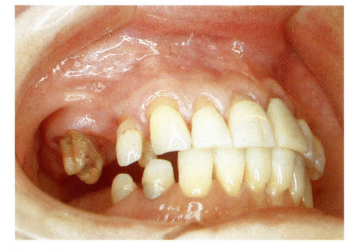

Abb. 263 Die linke Seite zeigt ebenfalls, wie genügend Raum geschaffen wurde, um im Labor die richtige Anordnung von Höckern und die richtige Disklusion zu organisieren, indem man den geplanten Höckerpositionen auf den diagnostischen Präparationen folgt. Dies ermöglicht es uns, eine organische Okklusion beim Aufwachsen im Labor zu erstellen.

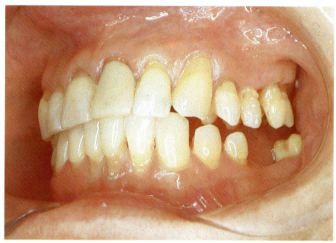

Abb. 264 Die rechte Seite der montierten Modelle, auf denen nun das endgültige Aufwachsen vorgenommen werden soll, zeigt ebenfalls die richtige Distanz zwischen den Präparationen. Hierbei wurde einerseits sparsam mit der Zahnsubstanz umgegangen, andererseits wurde aber dafür gesorgt, daß die Höcker an ihrer richtigen Position plaziert werden können, so daß die marginalen Ränder der Restaurationen später auch anfiniert werden können. Die richtige Präparation an den entsprechenden Stellen weit weg von der Pulpa verhütet postoperative Empfindlichkeiten, organisiert die Okklusion der Restauration in Höcker-Fossa-Relation und sorgt für eine ordentliche Okklusion und Disklusion.

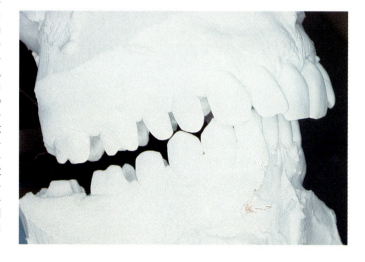

einer annähernden Kante-zu-Kante-Position der bukkalen Höcker kontrolliert.

Der linguale Höcker des unteren ersten Prämolaren ist sehr klein und kommt niemals in die Okklusion, es sei denn, die Bezahnung ist sehr abgenutzt. Bei einer Rekonstruktion erlauben wir uns jedoch, diesen so groß zu gestalten, daß er einen C-Kontakt zwischen dem distalen Abhang seiner Triangulärleiste mit dem mesialen Abhang der zentralen Leiste des oberen palatinalen Höckers bildet.

Der zweite untere Prämolar hat normalerweise einen etwas größeren mesio-lingualen und einen etwas kleineren disto-lingualen Höcker. Der mesio-linguale Höcker hat keinen okklusalen Kontakt und paßt in den großen Zwischenraum zwischen den palatinalen Höckern der oberen Prämolaren. Der disto-linguale Höcker hat einen okklusalen Kontakt zwischen dem distalen Abhang seiner triangulären Leiste und dem mesialen Abhang der zentralen Leiste des palatinalen Höckers des oberen zweiten Prämolaren.

Die mesio-palatinalen Höcker des unteren Molaren haben ihre Position in den großen Zwischenräumen mesial des mesio-palatinalen Höckers des oberen Molaren. Die disto-lingualen Höcker des unteren Molaren arbeiten in der Furche zwischen dem mesio-palatinalen und disto-palatinalen Höcker des oberen Molaren.

Diese Zeichnungen können auf den Modellen vor der Zahnpräparation angelegt werden. Man wird dann herausfinden, daß hierbei eine rationellere Präparationstechnik erreicht wird. Die vorgenommenen Markierungen der tragenden Höcker und der Scherhöcker stellen für uns bei der Plazierung der höchsten Erhebungen der okklusalen Präparation eine Hilfe dar. Von diesen Markierungen wird Zahnstruktur nach bukko-palatinal (-lingual) und mesio-distal abgetragen. Das Ergebnis der okklusalen Fläche der Präparation nimmt die Okklusalfläche der fertigen Restauration vorweg, sei dies ein MOD-Onlay, eine Dreiviertelkrone oder eine Vollkrone.

Schritt 3: Anlage von Retention – Schultern, Stufen, die Parallelität der Präparationswände, Furchen und Stifte (Abb. 265 bis 276)

Es wird viel Retention durch die fast parallele Anlage der mesialen und distalen Kästen und der axialen Wände erreicht. Die Zahnärzte haben immer fast parallele Wände zur Retention benutzt, auch schon bei der Ringdeckelkrone. Für viele von uns, die versuchen, mit einem Minimum an Schaden zu behandeln, und die versuchen, den Schmelz so weit wie möglich zu schonen, ist die Vollkronenpräparation die letzte Zuflucht, und zwar nicht nur wegen der potentiellen Irritation und Entzündung des Zahnfleisches durch subgingivale Unregelmäßigkeiten in der Paßgenauigkeit, sondern ebenso, weil bei dieser Präparationsart große Areale von Dentin bearbeitet werden müssen und dies die Gefahr einer Schädigung der Pulpa mit sich bringt. Solch ein Trauma wird möglicherweise erst dann evident, wenn die daran beteiligte Pulpa abgestorben ist. Und dies kann Monate oder Jahre später sein.

Der große Schaden, den die weißen Porzellankronen angerichtet haben, hat eine verheerende Wirkung auf das Ansehen der Zahnärzte gehabt. Leider wurden die zahnärztlichen Stellungen von sogenannten Ästhetikern, die im besten Falle schlechte Kosmetiker waren, im Sturm eingenommen. In manchen Fällen mag die Farbe gut genug sein, um den Zahn zunächst nicht zu sehr auffallen zu lassen, man schaue sich jedoch nur die gingivalen Entzündungen an.

Die Präparation der Dreiviertelkrone führt zu einer guten Retention der Restauration. Es wird hierbei der bukkale Schmelz des Zahnes mitbenutzt und so eine Irritation in der subgingivalen Gegend vermieden. Außerdem wird nicht zuviel Dentin freigelegt, was für die Dicke des kosmetischen Materials normalerweise nötig wäre. Üblicherweise führt diese Präparation dann zu einer Krone, die einem Grabstein ähnelt.

Immer wenn eine bukkale oder palatinale (lin-

Die gnathologische Zahnpräparation

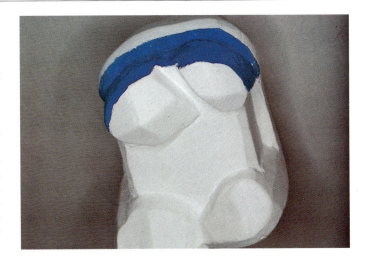

Abb. 265 In Blau eingezeichnet ist die gingivale Extension der palatinalen Wand für eine Dreiviertelkrone. Durch die Anlage von beinahe parallelen Wänden zusätzlich zu den mesialen und distalen Kästen und den axialen Wällen wird die Retention beträchtlich erhöht. Weitere Retention würde nur durch eine entsprechende Reduktion der bukkalen Wand erreicht, was dann allerdings zu einer Vollkrone führen müßte.

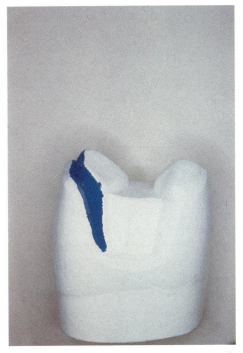

Abb. 266 Wird eine gingivale Extension auf der bukkalen oder palatinalen Seite der Seitenzähne zur Verbesserung einer Retention benutzt, so sollte die Schulter kontinuierlich in die mesialen und distalen Kästen übergehen. Hierdurch werden scharfe Kanten vermieden, es wird für eine starke Wachsform gesorgt, die ohne Zerstörung vom Stumpf abgezogen werden kann, und man erhält einen stabilen Guß, der einfach und schön finiert werden kann.

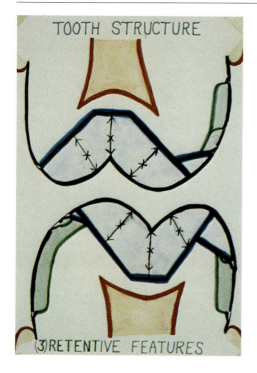

Abb. 267 In Grün zeigt diese Zeichnung die gingivale Extension der bukkalen und lingualen (palatinalen) Wände bis an ihre Grenze an der zervikalen Schulter. Je weiter gingival die Extensionen der Präparationen liegen, um so größer ist die Retentionskraft. Wenn möglich, sollte der gingivale Abschluß 1 mm oberhalb der Gingiva gehalten werden.

guale) Fläche von Seitenzähnen reduziert werden muß, um zusätzliche Retention zu erhalten, sollte diese Präparation gingival mit einer Schulter auslaufen, nicht nur um die Präparationsgrenze exakt zu markieren, sondern um ein Verbiegen des Gusses zu vermeiden. Die Schulter sollte nicht dicker als 0,5 mm sein und kann statt in einem scharfen Winkel auch abgerundet auslaufen.

Diese Schultern sollten mesial und distal so weit ausgedehnt werden, daß sie in die mesialen und distalen Kästen übergehen, ganz egal, ob diese Schultern in gingivaler Richtung auf der Höhe dieser Kästen gelegen sind oder nicht (Abb. 265 und 266). Hierdurch fließt Abdruckmaterial besser, es werden scharfe Kanten vermieden und wir sorgen für eine starke Wachsform, einen guten Randschluß der Restaurationen und eine Verbesserung der Retention. Weitere Retention kann erreicht werden, indem man eine gingivale Stufe von bukkal oder lingual am Ende der Entwicklungsfurchen anlegt. Auf der bukkalen Seite der Unterkiefermolaren bei den mesio-bukkalen und disto-bukkalen Furchen können zwei angelegt werden und eine weitere auf der lingualen Seite am Ende der lingualen Furche. Bei den Oberkiefermolaren kann eine einzelne Stufe am bukkalen Ende der bukkalen Furche und eine am palatinalen Ende der palatinalen Furche angelegt werden. Diese Stufen bieten untereinander sowie mit den mesialen und distalen Kästen einen Klammereffekt.

Weitere Retention kann erreicht werden, indem man einen 2 mm langen Stift in den Boden einer jeden Stufe versenkt. Auf der lingualen Seite von Prämolaren und Molaren sind Stufen für die Vergrößerung der Retention einer Dreiviertelkrone oder auch einer Vollkrone von großem Wert. Furchen können ebenfalls auf die bukkalen und palatinalen (lingualen) Ecken der mesialen und distalen Kästen zur Verbesserung der Retention präpariert werden. Kleine Stifte im Boden dieser Furchen werden die Retention weiterhin verbessern. Stifte werden schon lange bei der Restaura-

Die gnathologische Zahnpräparation

Abb. 268 Auf der linken Seite dieser diagnostischen Präparation ist in Blau die gingivale Extension der bukkalen Wand eines unteren zweiten Molaren eingezeichnet. Sie soll die Retention verbessern. Man beachte die Stufe und Einkerbung bei der mesio-bukkalen Furche auf der bukkalen Oberfläche. Auf der rechten Seite des Unterkiefers ist in Blau die gingivale Extension am unteren zweiten Prämolaren zu sehen.

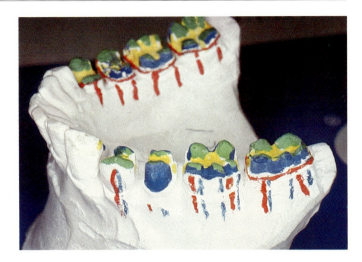

Abb. 269 Auf der rechten Seite dieses Oberkiefermodells der diagnostischen Präparationen ist in Blau die gingivale Extension auf der bukkalen Seite des ersten Molaren und des ersten Prämolaren eingezeichnet. Auf der linken Seite kann in Blau die gingivale Extension auf der palatinalen Seite des ersten und zweiten Molaren und eine Extension der Okklusionsfläche auf der palatinalen Seite des ersten Prämolaren zur Verbesserung der Retention gesehen werden.

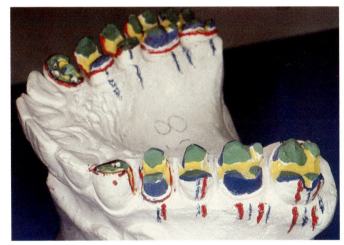

Abb. 270 Das intraorale Bild der Oberkieferzähne zeigt, daß für den rechten ersten Molaren eine Vollkrone und für den rechten ersten Prämolaren eine Dreiviertelkrone als Brückenanker vorgesehen worden sind. Der rechte obere Eckzahn zeigt die Bohrungen für zwei Stifte und eine distale Retentionsfurche. Auf der linken Seite sieht man auf dem ersten Molaren die Präparation für eine Dreiviertelkrone, wogegen auf dem ersten und zweiten Prämolaren MOD-Präparationen mit gingivalen Extensionen der palatinalen Wände zu sehen sind. Der linke obere Eckzahn zeigt, wie auf der rechten Seite, Bohrungen für zwei Stifte und eine distale Furche für die Retentionsverbesserung.

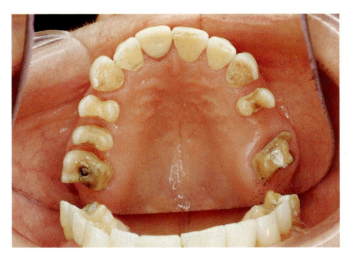

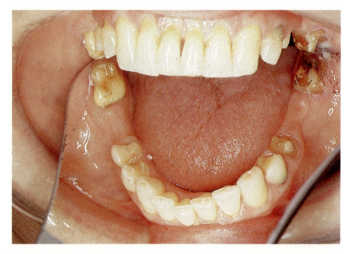

Abb. 271 Die ersten unteren Prämolaren beider Seiten wurden für die Aufnahme von Dreiviertelkronen mit mesialen und distalen Kästen präpariert. Eine konservative Extension der Präparation des bukkalen Anteils des unteren Prämolaren wurde eingehalten. Der rechte zweite Prämolar wurde für eine Vollkrone präpariert. Eine Dreiviertelkrone wurde für den linken unteren Prämolaren als Pfeilerzahn vorgesehen. Vollkronen mit bukkalen Furchen wurden an den unteren Molaren präpariert.

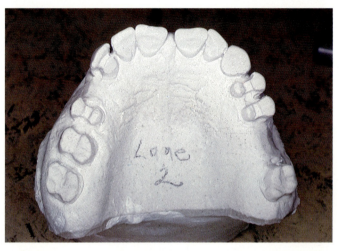

Abb. 272 Das obere Arbeitsmodell zeigt die Benutzung von Dreiviertelkronenpräparationen als Brückenpfeiler und für Restaurationen der Okklusalflächen. Man beachte, wie die Okklusalfläche der Präparation die Okklusalfläche der geplanten Restauration simuliert. Retention wird erhalten durch die gingivale Extension der palatinalen Wände zur gingivalen Schulter hin. Der natürliche bukkale Schmelz wurde erhalten. Somit erübrigt sich der Gebrauch von Porzellan- oder Kunststoffverblendungen.

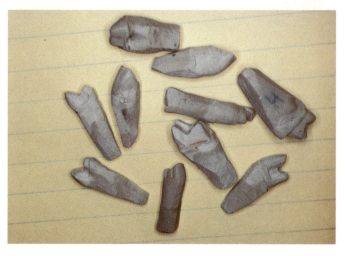

Abb. 273 Einzelstümpfe der präparierten Zähne zeigen die gingivalen Extensionen bei Dreiviertelkronen- und Vollkronenpräparationen mit gingivaler Schulter. Partielle gingivale Extensionen werden bei MOD-Onlays benutzt.

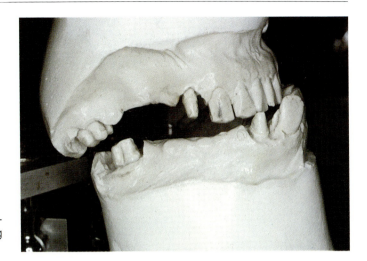

Abb. 274 Arbeitsmodelle für lange Brücken zeigen die Benutzung von Vollkronen zur Retention.

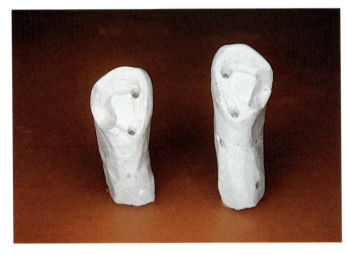

Abb. 275 Die Stümpfe von oberen Eckzähnen zeigen den Einsatz von zwei Stiften von jeweils 2 mm Länge und einen distalen Kasten für die Retention, um sowohl die Wachsmodellation als auch die Restauration zu verstärken. Zwischen den Stiften und den distalen Kästen wurden Furchen angelegt.

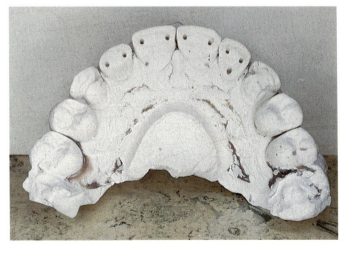

Abb. 276 Die Anlage von Dreiviertelkronen zur Restauration von oberen Eckzähnen. Eine Furche verbindet die mesialen und distalen Kästen, um die Stärke der Restauration zu vergrößern. Retentionsstifte wurden bei der Präparation der oberen Frontzähne benutzt.

Die gnathologische Zahnpräparation

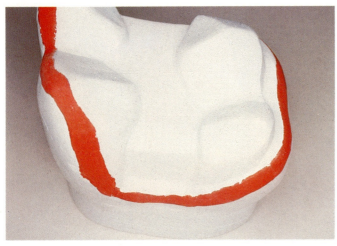

Abb. 277 a und b   Die umlaufende Abschrägung an einem oberen Prämolaren und Molaren. Betrachtet man die Präparation von okklusal, so sollte gleichzeitig die gesamte umlaufende Abschrägung gesehen werden können. Die Abschrägung läuft von den approximalen Kästen oder Stufen zu den axialen Wänden und marginalen Rändern oder Schultern auf der bukkalen und palatinalen Seite.

Abbildung 277 a

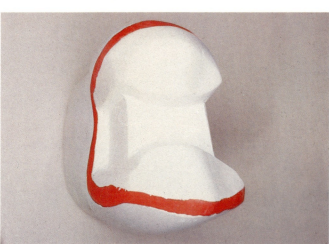

Abbildung 277 b

tion für Retentionszwecke benutzt, beginnend mit den Aufbauten in wurzelbehandelte Zähne, um Kronen zu halten. Sie werden heute allgemein als Anker für Aufbauten, über die dann Kronen plaziert werden sollen, gebraucht. Wird solch ein Aufbau bei einem wurzelbehandelten Zahn benutzt, sollte eine Fassung rund um die Wurzel angelegt werden, um so eine mögliche Fraktur der Wurzel zu verhindern. Die Benutzung von Stiften am Boden von Stufen und Furchen wurde bereits erwähnt. Stifte und Furchen sind auch von großem Wert bei der Restauration von Frontzähnen (Abb. 275 und 276).

Schritt 4: Die umlaufende Abschrägung (Abb. 277 bis 284)

Nachdem die ersten drei Schritte nacheinander durchgeführt wurden und die Präparation finiert und außerdem für eine rationelle Extension der Präparationsgrenzen gesorgt worden ist, kann die letzte Abschrägung der gesamten Präparation vorgenommen werden. Diese letzte Abschrägung ist beinahe parallel. Sie ist in gingivo-okklusaler Richtung nur leicht konvergierend. Diese kleine Abschrägung wird um die gesamte Präparation herum vorgenommen. Sie darf niemals breiter als 1 mm sein.

Die gnathologische Zahnpräparation

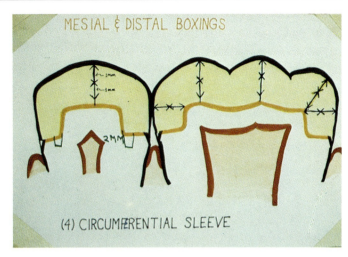

Abb. 278 Die Zeichnung zeigt in der Sagittalebene die gingivale Abschrägung an einem unteren Prämolaren und Molaren, an mesialen und distalen Kästen. Die Anlage der Abschrägung ist nur leicht konvergierend, sie hat eine Breite von nicht mehr als 1 mm.

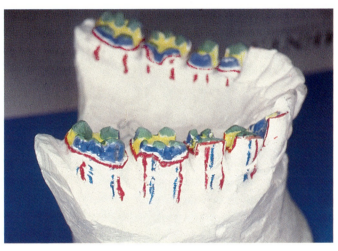

Abb. 279 Die Abschrägung ist an diesen diagnostischen Präparationen auf der bukkalen und lingualen Seite der Präparationen in Rot zu sehen. Sie geht über die bukkale und linguale Schulter hinaus. Man beachte, wie die Abschrägung in die mesialen und distalen Kästen übergeht.

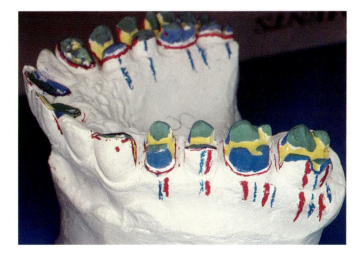

Abb. 280 In Rot kann auf der bukkalen und palatinalen Seite dieser diagnostischen Präparationen die umlaufende Abschrägung bei den ersten Molaren und den ersten Prämolaren gesehen werden.

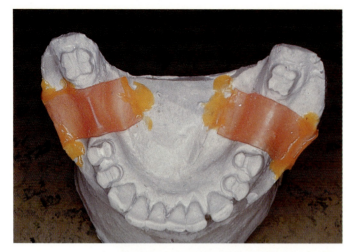

Abb. 281 Die Okklusalansicht der diagnostischen Präparationen an einem unteren Modell zeigt die Entwicklung der umlaufenden Abschrägung. Die gesamte Präparation kann aus diesem Blickwinkel übersehen werden. So können Abdruckmaterial, Wachsmodellationen und Güsse leicht von den Stümpfen entfernt werden.

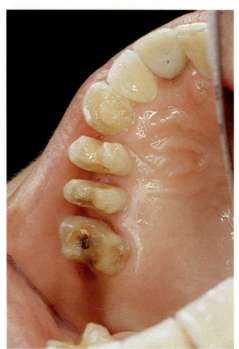

Abb. 282 Die Palatinalansicht von Präparationen zeigt die umlaufende Abschrägung jenseits der gingivalen Schulter. Diese Abschrägung verläuft gleichmäßig in die Abschrägungen, die jenseits der approximalen Kästen in Richtung Gingiva vorgenommen wurden.

Die gnathologische Zahnpräparation

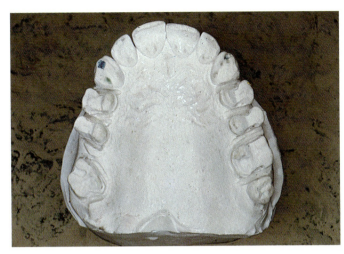

Abb. 283 Auf diesem Arbeitsmodell von Oberkieferpräparationen kann die Abschrägung von der Okklusion her übersehen werden. So kann Abdruckmaterial ohne Zerstörung abgehoben werden, so wird Spannung in den Wachsmodellationen verhindert und so garantiert der Guß eine ausgezeichnete Paßgenauigkeit.

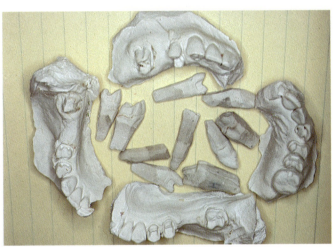

Abb. 284 Aus einer Anzahl von aus verschiedenen Abdrücken gewonnenen Teilmodellen wird jeweils der Stumpf mit der besten Qualität herausgesucht. An diesen Einzelstümpfen kann die umlaufende Abschrägung dann eindeutig erkannt werden. Die Einzelstümpfe werden benutzt, um Wachsmodellationen und fertiggestellte Güsse fein an die Ränder zu finieren. Voll ausgegossene Modelle werden in den Artikulator montiert, um Okklusion und Disklusion organisieren zu können.

Diese Reduktion um die Peripherie der Präparation kann am besten mit einem spitzen Diamanten durchgeführt werden. Nachdem dies geschehen ist, sollte der Zahnarzt in der Lage sein, von der Okklusalfläche der Präparation die gesamten Präparationsgrenzen zu sehen. Alle Unterschnitte und scharfen Kanten sollten beseitigt sein. Nun kann ein Abdruck gemacht werden, ohne die Elastizität des Abdruckmaterials zu sehr zu beanspruchen.

Der Zahnarzt sollte bei der Präparation denken, er müsse später von diesem Zahn einen Kompositionsmassenabdruck nehmen. Dann wird er in okklusaler Richtung für eine leichte Abschrägung sorgen, wodurch Abdruckmaterial, Wachsform und Guß besser vom Stumpf und auf den Stumpf gleiten.

Der Gipsstumpf der Präparation sollte diese Beinaheparallelität der Präparationsränder ebenfalls zeigen. Der Vorteil hierbei ist, daß die Wachsform leicht überextendiert werden kann, um so für den Guß ein wenig Material zum Finieren zu lassen. Diese leichte Abschrägung erlaubt einen sehr weichen Übergang zwischen Guß und Zahn, eine lange Flußstrecke an der Präparationsgrenze für den Zement und eine hundertprozentige Retentionsverbesserung.

Zusammenfassung (Abb. 285 bis 295)

Bevor die richtige Menge Zahnsubstanz während der Präparation entfernt werden kann, sollten Funktionsanalysen mit einem sich in zentrischer Relation befindenden Unterkiefer gemacht werden. Gibt es interokklusale Kontakte, die den Unterkiefer aus der Zentrik nach vorne führen, so werden diese Schliffacetten ebenfalls die Kondylen beim Nachvornegleiten nach unten führen. Dies läßt den rückwärtigen Teil des Unterkiefers nach unten gleiten und vergrößert so den interokklusalen Raum. Mißt man die präparierte und so reduzierte Zahnsubstanz in dieser Vorwärts- und Abwärtsposition der Kondylen und bei einem vergrößerten interokklusalen Raum, so wird man annehmen, daß genügend Zahnsubstanz beseitigt worden ist.

Man wird feststellen, daß zu wenig Zahnsubstanz entfernt worden ist, wenn nun der Unterkiefer, nachdem die nach vorne und abwärts führenden Schliffacetten entfernt worden sind, wieder in zentrische Relation geführt worden ist. Das Resultat werden sehr dünne Okklusalflächen sein, die nicht genügend Dicke für Furchen oder Vertiefungen der Restauration besitzen und die oft Schwierigkeiten bei der Organisation der Disklusion bereiten.

Da das Ziel unserer Behandlung eine organische Okklusion ist, bei der die volle Verzahnung mit einer Kondylenposition in ihrer rückwärtigen, kranialen und nicht seitenverschobenen Position zusammenfallen soll, muß jeder weitere Kontakt zwischen Ober- und Unterkieferzähnen auf die Frontzähne übertragen werden. Dies sollte jedoch außerhalb des Kauzyklus oder des normalen Gebrauchs des Unterkiefers beim Sprechen und in Mimik bei einer diagnostischen Testbewegung mit leerem Mund geschehen.

Diese exzentrische Übertragung der interokklusalen Kontakte von den Seiten- auf die Frontzähne findet sehr schnell statt, und zwar innerhalb des ersten Grades der Rotation des Unterkiefers oder innerhalb des ersten Bewegungsmillimeters. Wir möchten sehr kleine Kontaktareale auf den Seitenzähnen, wobei das Gesamtfeld der Kontakte niemals größer als 3–4 mm^2 sein sollte. Auf diese Art können wir die Okklusion und Disklusion in der oben beschriebenen organischen Okklusion ordentlich durchführen. Dies führt dazu, daß das Gebiß auf seine natürliche Art benutzt wird. Die Frontzähne können ohne Behinderung von anderen Teilen der Bezahnung abbeißen. Die Eckzähne können benutzt werden, um zähe Speisen zu zerreißen, und die Seitenzähne können dazu benutzt werden, Speisen mit einer Vielzahl von Schneiden fein zu zerteilen. Wir besitzen Frontzähne mit einer Schneidekante, und in der Seitenzahnzone wünschen wir uns modifizierte Schneidezähne mit vielen Schneideflächen.

Wir vermeiden das Mörser-Pistill-System, da es die Zahnoberfläche immer abnutzt und zerstört. Wir möchten Schneidewerkzeuge, da hierbei – wie bei einer Schere – die Funktion auf dem Weg zur Okklusion abläuft. Die Funktion ist beendet, wenn die Okklusion erreicht ist. Und hierbei wird, wie bei einer Schere, die Werkzeugoberfläche nicht abradiert.

Durch die Anwendung dieser Prinzipien nähern wir uns dem Ziel der Gnathologie. Es besteht darin,

- dem stomatognathen System zu helfen, funktionstüchtig zu werden und funktionstüchtig zu bleiben,
- und dem stomatognathen System zu helfen, in seinem gesamten Ablauf weicher zu funktionieren, so daß es sich nicht selbst zerstören kann.

Eines der Grundprinzipien bei der Zahnpräparation für Restaurationen ist es, innere Retentionen der Gußstücke in den Zähnen zu vermeiden, weil sie als Keile fungieren können, die seitlichen Druck auf den Zahn ausüben, da der Guß sich immer etwas ausdehnt.

Ein anderes Grundprinzip, das wir im Kopf behalten sollten, lautet, daß jeder Pfeiler, der als Stütze für eine Brücke dienen soll, eine zusätzliche, erhöhte Retention besitzen muß.

Die gnathologische Zahnpräparation

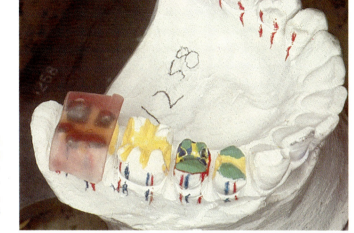

Abb. 285 Präpariert man einen Quadranten, so ist es notwendig zu überprüfen, ob genügend Zahnsubstanz entfernt wurde. Da es unmöglich ist, dies im Munde zu sehen, kann man mit einer Lage Wachs das Vorgehen überprüfen.

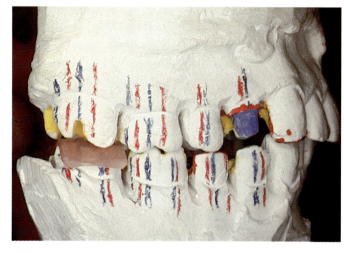

Abb. 286 Im Artikulator oder im Munde des Patienten kann nun überprüft werden, ob genügend Raum für spätere Güsse geschaffen wurde. Man erinnere sich, daß wir mindestens 1 mm Dicke für die Restauration und mindestens 1 mm Tiefe für Furchen erreichen möchten.

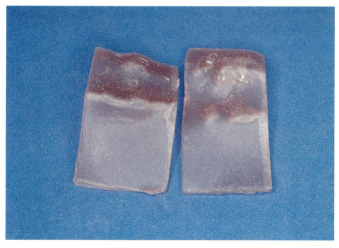

Abb. 287 Das Wachs auf der rechten Seite zeigt Durchbisse der gegenüberliegenden Okklusion und beweist somit, daß zu wenig Zahnsubstanz entfernt wurde. Das Wachs auf der linken Seite zeigt keine Einbisse der gegenüberliegenden Okklusion. Es wurde genügend Zahnstruktur entfernt. Kontrollen an jedem einzelnen Zahn können so vorgenommen werden.

Die gnathologische Zahnpräparation

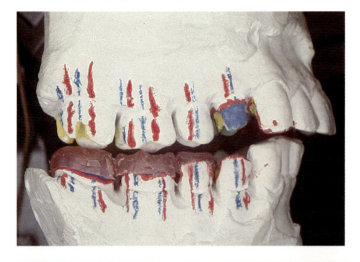

Abb. 288 Nachdem ein Quadrant im Artikulator diagnostisch präpariert wurde, wird es nötig sein nachzukontrollieren, ob genügend Zahnsubstanz entfernt wurde. Eine Schicht Wachs wird über die Okklusalfläche der präparierten Zähne gelegt; die Artikulatorteile werden geschlossen. Ebenso wird im Mund vorgegangen.

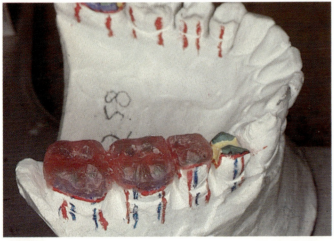

Abb. 289 Einbisse im Wachs auf den diagnostischen Präparationen der Unterkieferzähne. Im Mund kann man diese Kontrollen auch mit den Provisorien vornehmen, an denen man messen kann, ob genügend Zahnsubstanz entfernt wurde.

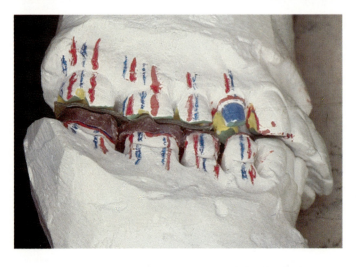

Abb. 290 Wachs wurde so modelliert, wie die fertigen Restaurationen aussehen könnten. Im Mund könnten dies die Provisorien darstellen.

Die gnathologische Zahnpräparation

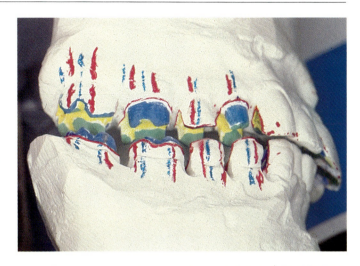

Abb. 291 Diese Bukkalansicht der rechten Seite zeigt das richtige Maß an Zahnreduktionen, wenn pro Sitzung nur ein Quadrant präpariert wird. Werden die beiden gegenüberliegenden Quadranten gleichzeitig präpariert, so ist es sehr schwer auszusagen, ob besser im Ober- oder im Unterkiefer Zahnsubstanz reduziert werden sollte.

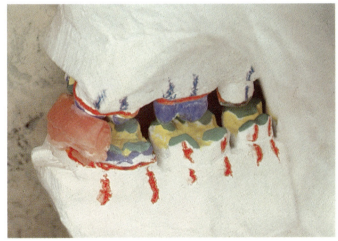

Abb. 292 Die Lingualansicht zeigt die richtige Reduktion von Zahnsubstanz für Restaurationen, die über genügende Festigkeit und richtig angelegte Furchen verfügen. Hat man an der richtigen Stelle ausreichend Raum geschaffen, so wird es später einfach sein, die nötigen Veränderungen anzubringen, um zu einer zufriedenstellenden therapeutischen Okklusion ohne Selbstzerstörung zu gelangen.

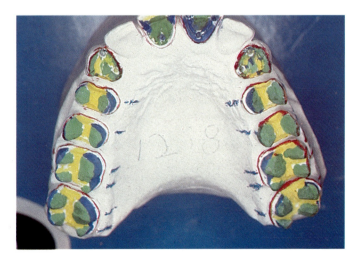

Abb. 293 Die Okklusalansicht der diagnostischen Präparation des Oberkiefers zeigt, wie die Anlage der höchsten Erhebungen, nämlich der Höcker (grün markiert), mit den blauen Markierungen auf der lingualen Seite übereinstimmt. Liegen die Höcker dort, wo sie vorher geplant waren, bedeutet dies Erhaltung von Zahnsubstanz, damit weniger Empfindlichkeit des präparierten Zahnes und eine Okklusionsfläche der Präparation, die die Okklusionsfläche der beendeten Restauration simuliert.

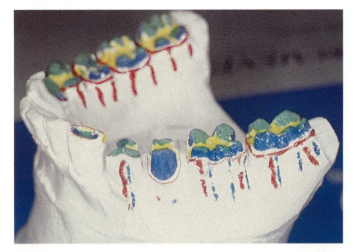

Abb. 294 Die geplante Position der lingualen Scherhöcker auf der rechten Seite der diagnostischen Präparation (rot markiert) zeigt, wo die maximale Höhe der lingualen Höcker liegen soll. Auf der linken Seite kann die Übereinstimmung der blauen Markierungen für die geplanten Höcker der Unterkieferzähne mit der Reduktion der bukkalen Höcker (grün markiert) gesehen werden.

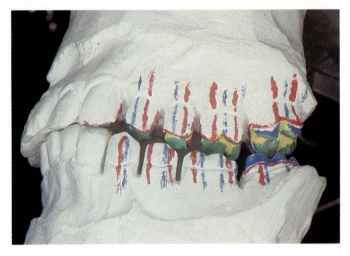

Abb. 295 Die linke Seite der endgültigen Präparation zeigt die Übereinstimmung der roten Planungslinien an den oberen Scherhöckern mit der maximalen Erhebung der bukkalen Scherhöcker nach der Präparation. Im Unterkiefer sieht man, wie die bukkalen Höcker (markiert mit blauen Linien) an der Stelle der Planungslinien ihre maximale Höhe erreichen.

Man denke daran, daß scharfe Kanten und spitze Winkel vermieden und eliminiert werden sollen, da es schwierig ist, sie später im Guß zu reproduzieren.

Man vermeide soweit wie möglich jede subgingivale Retention unserer Präparationsgrenzen. Wir wünschen, daß die gingivale Extension unserer Restauration mindestens 1 mm oberhalb des Gingivalsaumes aufhört. Die supragingivale Begrenzung erlaubt perfektes Finieren der Restaurationsgrenzen, leichte Reinigung und leichte Kontrollen der Präparationsgrenzen.

Enden unsere Restaurationen unterhalb des Gingivalsaumes, so erhalten wir nicht nur eine Irritation durch das Fremdmaterial, sondern auch eine Veränderung der Zahnkonturen, die wiederum einen negativen Einfluß auf die Peristaltik des Zahnfleischsaumes ausübt und somit das Eindringen von Fremdmaterialablagerungen begünstigt. Das Kronenende und die Überkonturierung der kosmetischen Seitenwände von Kronen tragen zu diesem Unglück bei.

Bei der Diskussion über Retentionsziele wurde über Extensionen der bukkalen und palatinalen (lingualen) Seitenwandfriktion gesprochen. Retentionswände in der Nähe von Kästen, Stufen und Furchen sowie Stifte wurden gezeigt und sollten bei der Planung von Retentionen während der Präparation ständig im Kopf behalten werden.

Der Zahnarzt sollte weiterhin im Gedächtnis behalten, daß er während der Präparation von Zähnen mit einem Minimum an Verletzung arbeiten sollte. Die Präparation von Zahnsubstanz ist ein irreversibler traumatischer Vorgang und sollte mit entsprechender Kühlung durchgeführt werden. Sieht man während der Präparation Staub oder riecht Zahnsubstanz, so wurde mit zu viel Hitze gearbeitet, was irreversible Pulpenschädigungen verursachen kann. In vielen Fällen tritt solch ein Trauma erst Monate oder Jahre später zutage.

Die in diesem Buch gezeigten Präparationen veranschaulichen den Überkappungseffekt der Höcker. Das heißt, die bukkalen und palatinalen (lingualen) Extensionen liegen außerhalb der interokklusalen Kontakte. Man sollte es sich zur Regel machen, daß kein okklusaler Kontakt auf die Präparationsgrenzen der okklusalen Flächen zu liegen kommt. Kontakte würden hier das dünn auslaufende Gold aufbiegen und die darunterliegenden Schmelzanteile brechen.

Die Präparation sollte für einen Guß sorgen, der Verschiebungen bei Kontakt mit dem Gegenkiefer nicht zuläßt. Dies erfordert für die Restauration eine breite Basis, nur leichte Konvergenz der vertikalen Anteile der Präparation und eine Retention besser an den Außen- als an den Innenseiten.

Kapitel 7

Das gnathologische Ziel

In ihrer langen Geschichte haben die gnathologischen Studien immer ein hervorstechendes Ziel verfolgt: Das Beste, was in Technik und Wissenschaft der Zahnheilkunde bekannt war, umzusetzen. Es gab viele Auseinandersetzungen auf dem langen Weg zur Behandlung des Mundes als ein wichtiges Kauorgan. Dr. B.B. *McCollum* meinte vor Gründung der Gnathological Society: „Unser Ziel ist die Wiederherstellung oder Erhaltung der Gesundheit und Funktion des Kauapparates. Um dieses Ziel zu erreichen, müssen wir, ohne Rücksicht darauf, was wir benutzen, die besten Maschinen, den Erfindungsgeist von Architekten und Ingenieuren, den Willen zur Heilung und das Einfühlungsvermögen des Arztes sowie die Ehrlichkeit, die all diese Einsätze rechtfertigt, anwenden."[1]

Der Fortschritt der gnathologischen Studien kam mit meteorischer Geschwindigkeit nach kleinsten Anfängen im Jahre 1925 durch etwa zehn Männer, die nur ein Ziel im Kopf hatten: zu lernen, den Mund mit größerer Intelligenz zu behandeln.

Die gnathologische Lehre hat international Tausende von Anhängern gewonnen. Die Zahl ist gewachsen trotz derer, die nie aufgehört haben, die Erkenntnisse der Gnathologie mit Abkürzungen, Vereinfachungen, Kopien, lockerem Umgang mit der Wahrheit und mit einem Mangel an Bescheidenheit zu verwässern.

Viele Techniken und Instrumentationen wurden gnathologisch genannt, da die Menschen, die diese Art der Fehlrepräsentation einsetzen, Ignoranten sind. Andere versuchen, ein komplexes Problem einfach zu machen – und das ist nicht möglich. Der einzige Weg, das stomatognathe System einfach zu machen, besteht darin, seine Komplexität zu verstehen.

Will man hierzu die Wahrheit wissen, so ist es notwendig, die Zufälle, die sich in meinem Leben zugetragen haben, zu beschreiben. Man muß jedoch sagen, daß zu vielen der Lösungen andere Personen entscheidend beigetragen haben.

Es scheint so, als ob das meiste, was hier getan wurde, von mir alleine vollbracht worden ist. Das kommt daher, daß ich meist allein gearbeitet habe. Ich habe den größten Teil meines Lebens in der kleinen Stadt Ventura in Kalifornien gelebt. Als ich anfing, gab es hier etwa 4000 Einwohner. Es war sehr schwierig, Patienten zu finden, die viel Geld oder viel Zeit für die Gesundheit ihrer Münder aufwenden wollten. Es gehört schon etwas dazu, die entsprechende Selbstdisziplin zu erreichen. Aber

---

[1] B.B. McCollum: The Porcelain Jacket Crown. Pacific Dental Gazette 28, 62 (1920)

es ist eine noch viel schwierigere Aufgabe, den Patienten zu disziplinieren. Ich entdeckte jedoch, daß dies es erst ermöglicht, die beste Zahnheilkunde, die ich kannte, zu praktizieren. Und hierbei konnte ich viel über die Unannehmlichkeiten, die man dem Patienten sowohl physisch als auch psychisch und finanziell zufügen mußte, lernen. Um zu einem zufriedenstellenden Ziel zu gelangen, war es oft notwendig, den Patienten zu überzeugen, an einem sauberen, gutgepflegten und somit gesunden Mund interessiert zu sein. Ist der Patient aber erst einmal überzeugt, daß er den Mund voller gesunder Zähne haben möchte, so kann der Zahnarzt mit der Therapie des Oralmechanismus beginnen.

1. Es fängt an mit der Sorge für das Parodont vor, während und nach der Therapie. Natürlich bedeutet das auch eine entsprechende Pflege durch den Patienten.
2. Es umfaßt weiterhin die Korrektur der Okklusalflächen, so daß eine volle Verzahnung der Seitenzähne mit der zentrischen Relation in der richtigen Vertikaldimension zusammenfällt. Dies bedeutet: Die rückwärtige, kraniale und nicht seitenverschobene Position der Kondylen fällt zusammen mit einem Unterkiefer in korrekter Vertikaldimension, wobei die Seitenzähne voll verzahnen.
3. Mit dieser Position des Unterkiefers soll die Tatsache einhergehen, daß die Überlappungen der Frontzähne sich beinahe berühren. Die Frontzähne berühren sich jedoch nicht, sie stehen etwa 10 µm außer Kontakt, so daß bei einer exzentrischen Bewegung des Unterkiefers in lateraler oder protrusiver Richtung der interokklusale Kontakt auf die Frontzähne übertragen wird. Diese diagnostischen Testbewegungen mit leerem Mund sind keine Kaubewegungen. Die interokklusalen anterioren Zahnkontakte liegen außerhalb des Kauzyklus oder des gewöhnlichen Gebrauchs des Unterkiefers beim Sprechen oder bei der Mimik. Mit anderen Worten, diese Bewegungen sind extrazyklisch.
4. Die Forderungen der organischen Okklusion und Disklusion werden zunächst an sauber im Artikulator montierten Modellen experimentell umgesetzt:
a) Was ist nötig, um organische Okklusion mit organischer Disklusion zu bewerkstelligen?
b) Die erreichte volle Verzahnung muß begutachtet werden, und es muß beantwortet werden, ob das Resultat eine mesiale, neutrale oder distale Okklusion darstellt.
c) Es muß eine Höcker-Fossa-Analyse vorgenommen werden, und es müssen die Höcker-Fossa-Beziehungen in bukko-lingualer (-palatinaler) und mesio-distaler Richtung festgelegt werden.
d) Es muß die richtige Überlappung der Frontzähne organisiert werden, so daß es bei Exkursionsbewegungen zu einer entsprechenden Disklusion der Seitenzähne kommen kann.
5. Nach den diagnostischen Maßnahmen an den montierten Modellen können diese Behandlungen am Patienten vorgenommen werden. Okklusale Korrekturen werden im Mund ausgeführt. Additionen oder Subtraktionen an den Frontzähnen werden so vorgenommen, wie es uns die Planung für die richtige Organisation der anterioren Disklusion vorgeschrieben hat.
6. Um die nötigen Additionen und Subtraktionen auf oder von der okklusalen Fläche der Zähne vorzunehmen, müssen die Zähne des Patienten für Restaurationsmaterial präpariert werden. Diese Restaurationen werden sorgfältig hergestellt. Es muß stets möglich sein, hierauf feine Korrekturen vorzunehmen. Korrekturen sind immer notwendig, um die Restaurationen den Toleranzen des Kausystems anzupassen. Dies führt zu den Disziplinen, die die Säulen der Behandlung oder Rehabilitation eines jeden Patienten sind:

a) Präparation,
b) Aufbau und
c) Korrektur.

In den frühen Jahren meiner zahnärztlichen Tätigkeit lernte ich die Nachteile der sogenannten balancierten Okklusion kennen. Als ich mit der Zahnheilkunde begann, waren die einzigen Leute, von denen wir etwas über Artikulation erfahren konnten, Prothesenmacher. Dies scheint immer noch der Fall zu sein, da ich als Erfinder eines Artikulators ebenfalls der Zahnheilkunde die organische Okklusion und ebenso die organische Disklusion gebracht habe.

Die Bedeutung der organischen Disklusion liegt darin, daß bei diesem Vorgehen alle unnötigen und unerwünschten Kontakte von den Zähnen entfernt werden und daß nur die nötigen Kontakte erhalten bleiben.

Das Ziel der organischen Okklusion ist es, eine maximale Verzahnung der beiden Kieferhälften bei einer rückwärtigen, kranialen und nicht seitenverschobenen Stellung der Kondylen zu erhalten und dafür zu sorgen, daß jede exzentrische Berührung zwischen Ober- und Unterkieferzähnen auf die Frontzähne übertragen wird. Dies geschieht jedoch außerhalb des Kauzyklus und des normalen Gebrauchs des Unterkiefers beim Sprechen und bei der Mimik als Bewegung mit leerem Mund.

Das gesamte System benutzt Geometrie und Physik, um die Prophezeihungen von Mr. D. M. Shaw zu erfüllen, der 1924 bereits festgestellt hat: „Die Zeichnungen, die mit solch einer Präzision auf die okklusalen Flächen der Zähne geschrieben wurden, scheinen tatsächlich Hieroglyphen gewesen zu sein. Aber sicherlich waren es keine zufälligen und bedeutungslosen Zeichen. Wahrscheinlich ist das eine richtige organische Sprache, in der die Mechanik der Entwicklung der Zähne zu finden ist, und wir werden erst in der Lage sein, diese Zeichnungen zu entziffern, wenn wir uns anstrengen, das dynamische Alphabet zu lernen und die Elemente zu beherrschen."[2]

Ich habe das dynamische Alphabet erlernt, indem ich ein Instrument zur Aufzeichnung von Unterkieferbewegungen erfunden habe. Dieses Unterkieferaufzeichnungsgerät kann an ein Instrument, einen Analogcomputer, montiert werden, das ich ebenfalls erfunden habe, so daß die Bewegungen des Unterkiefers hier wiederholt werden können. Damit besitzen wir einen Simulator, der uns sämtliche Bestimmungsmerkmale für Leisten und Furchenrichtung, für Fossatiefe und Höckerhöhe und außerdem für den Überbiß der Oberkieferfrontzähne liefert.

Die Beispiele auf den Abbildungen 296 bis 315 zeigen die Resultate von gnathologischen Behandlungen, wie sie in den vorangegangenen sechs Kapiteln beschrieben worden sind. Von einer erfolgreichen Behandlung erwarten wir die Erfüllung der Hauptprinzipien der Okklusion. Sie soll

1. dafür sorgen, daß Speisen geschnitten und gehalten werden können,
2. den Patienten mit einer Verzahnung versorgen, bei der die maximale Interkuspidation und die zentrische Okklusion der Seitenzähne auf beiden Seiten und in mesio-distaler Richtung zusammenfallen,
3. die Schließkräfte der Zähne in Richtung der Längsachse und innerhalb des Zahnperimeters einwirken lassen,
4. dem Patienten ein maximales Wohlbefinden geben und
5. die Zähne den Schließvorgang beenden lassen und nicht die Richtung des Schließvorganges führen lassen.

In Übereinstimmung mit diesen Zielen wünschen wir:

1. ein hohes Maß an Effizienz,

---

[2] International Journal of Orthodontia, Oral Surgery, and Radiography. Vol 10, Jan-Dec, 1924.

Das gnathologische Ziel

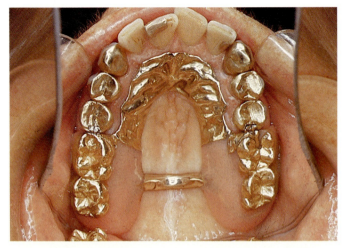

Abb. 296 und 297   Um die Wirksamkeit der beschriebenen Behandlungsmethoden zu beweisen, hier die Okklusalansicht einer Behandlung, die der Patient im Jahre 1950 erhalten hat. Die Aufnahmen wurden im Jahre 1980, also 30 Jahre nach der Behandlung, gemacht. Man beachte die internen Geschiebe an den Restaurationen der Pfeilerzähne. Man beachte ebenfalls, daß es keine Verblockungen gibt. Nur Einzelüberkronungen wurden für diese Rehabilitation benutzt.

Abbildung 296

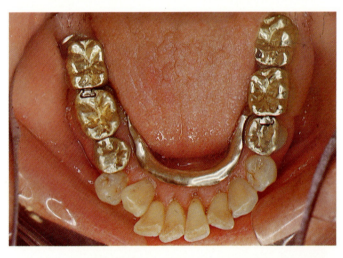

Abbildung 297

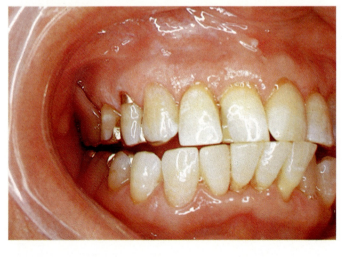

Abb. 298 und 299   Die Disklusion der Seitenzähne tritt mit dem Einsatz der Frontzähne sofort in Kraft. Jedes Paar von Frontzähnen oder Eckzähnen kann einzeln benutzt werden, um einen Faden abzubeißen. Frontzähne können benutzt werden, um mehrere Gegenzähne zu greifen. Nur wenn der Patient diese Unabhängigkeit mit seinen Zähnen erreicht hat, kann er sie voll benutzen.

Abbildung 298

Das gnathologische Ziel

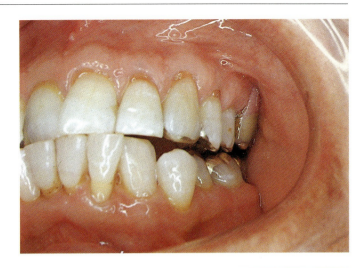

Abbildung 299

Abb. 300 und 301 Die Disklusion der Seitenzähne ist auf beiden Seiten mit dem Einsatz der Eckzähne eingetreten. Wir versuchen, mindestens 1 mm Disklusion der Seitenzähne bei allen Exkursionspositionen zu erhalten. Die Disklusion soll bei jeder exzentrischen Bewegung augenblicklich eintreten. Der einzige Kontakt der Seitenzähne liegt im Perimeter der Fossae bei zentrischer Okklusion.

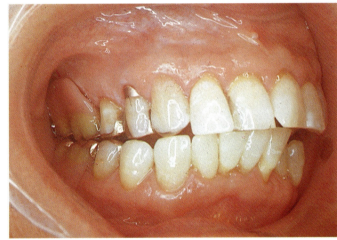

Abbildung 300

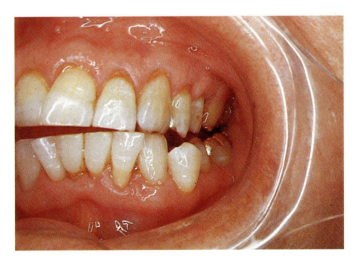

Abbildung 301

Das gnathologische Ziel

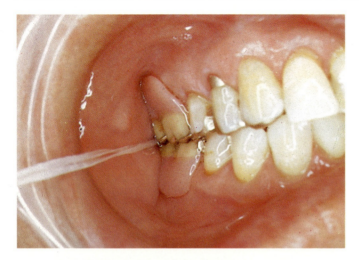

Abb. 302 und 303   Der Patient hält zwischen den Okklusalflächen der Prothesenzähne einen dünnen Teststreifen. Die Teilprothesen wurden nie unterfüttert. Kontakt der Seitenzähne liegt ausschließlich bei zentrischer Okklusion vor. Somit gibt es keine falsche Belastung der Mukosa. Vertikale Schließkräfte kommen nur beim Kauen, oder wenn Zähne in ihrer zentrischen Okklusion geschlossen sind, vor.

Abbildung 302

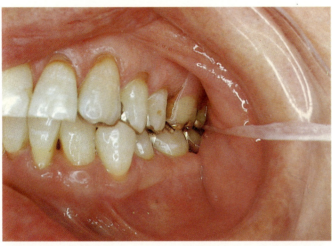

Abbildung 303

Abb. 304 und 305   Abbildung 304 zeigt den gesunden Zustand der Mukosa. Das Parodont wird in keiner Weise beansprucht. Man beachte, daß es sich um einzelne Pfeilerzähne handelt, die die internen Geschiebe aufnehmen. Die Konstruktion der unteren Prothese ist auf Abbildung 305 zu sehen.

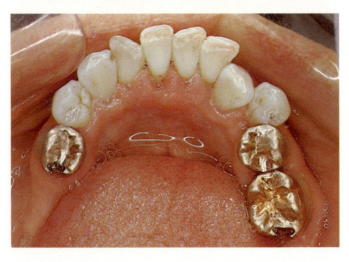

Abbildung 304

Das gnathologische Ziel

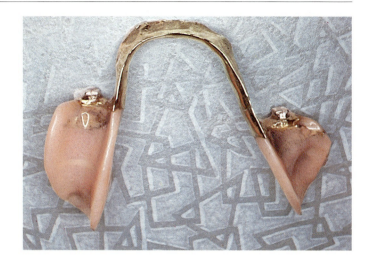

Abbildung 305

Abb. 306 und 307 Okklusalansichten der unteren und oberen Prothesen zeigen die Goldkauflächen der Molarenzähne. Man beachte die starre Verbindung zwischen den beiden Seiten der Teilprothesen. Hierdurch wird ein Verbiegen verhindert. Die metallenen Kauflächen nutzen sich nicht ab. Hierdurch gehen keine interokklusalen Kontakte verloren. Gold ist das einzige Material mit einer besseren Abnutzung als Zahnsubstanz. Porzellan ist hart, nutzt also die Gegenzähne ab.

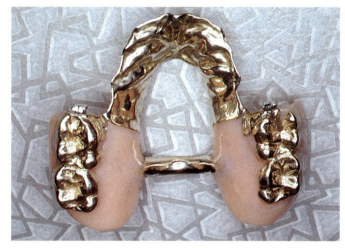

Abbildung 306

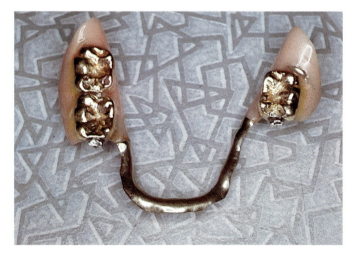

Abbildung 307

Das gnathologische Ziel

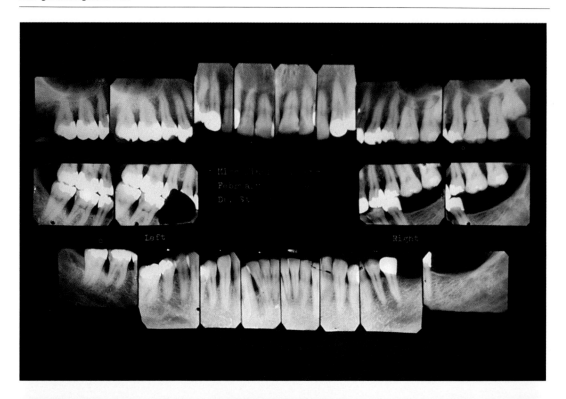

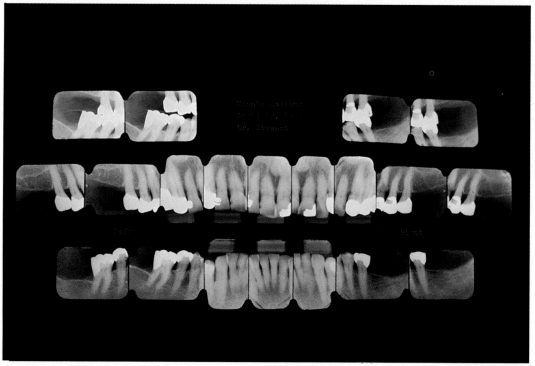

Das gnathologische Ziel

Abb. 308 und 309   Die Röntgenaufnahmen der Abbildung 308 wurden im Jahre 1950 gemacht. Es sind die Röntgenaufnahmen des Falles der Abbildungen 296 und 297 vor Beginn der Behandlung. Nur der linke untere erste Molar konnte erhalten werden. Alle anderen Molaren hatten so starke parodontale Defekte, daß ihre Erhaltung nicht ratsam war. Sehr früh in meinem Leben fing ich an zu begreifen, daß Zähne mit einer unsicheren Zukunft nicht erhalten werden sollten. Der spätere Verlust solcher Zähne würde ansonsten zu schweren Fehlschlägen des Behandlungskonzepts führen. Man beachte den verbesserten Parodontalzustand in Abbildung 309. Der parodontale Einbruch zwischen unterem linken Eckzahn und Zahn 42 ist vollkommen verschwunden. Der Knochenzustand unter dem Prothesensattel hat sich verbessert. Mit dieser gnathologischen Behandlung hat sich der Gesamtzustand des Mundes über die Jahre nicht verschlechtert, sondern er wurde besser.

Abb. 310 und 311   Abbildung 310 zeigt die Oberkieferzähne einer 47 Jahre alten Patientin vor 25 Jahren. Abbildung 311 zeigt die Rehabilitation nach 25 Jahren. Die Patientin benötigte während dieser Zeit keine zahnärztliche Behandlung außer einer prophylaktischen Vorsorge und einer gründlichen eigenen Reinigung. Sie benötigte keinerlei restaurative Behandlung. Solche Fälle sind erfolgreiche Fälle.

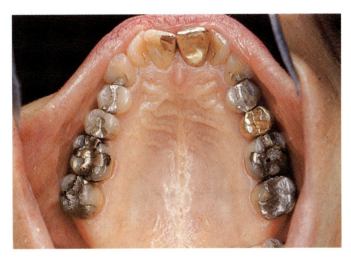

Abbildung 310

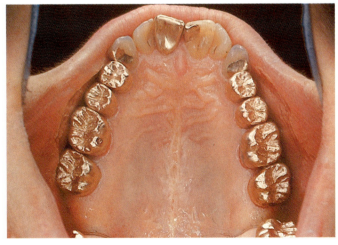

Abbildung 311

Das gnathologische Ziel

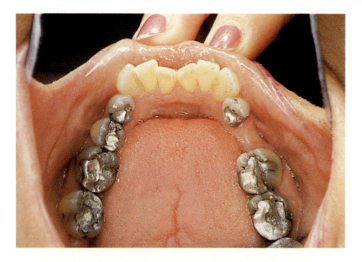

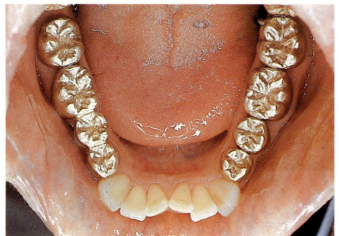

Abb. 312 und 313 Der Unterkiefer der Patientin aus den Abbildungen 310 und 311. Die Planung, die Anordnung und die Abhängigkeit von den Bewegungsmöglichkeiten des Unterkiefers erfordern ein hohes Maß an mechanischem Können. Die Verbindung von toten Materialien mit lebendem Gewebe ist eine Aufgabe, die Kenntnis, Beurteilungsvermögen und handwerkliche Geschicklichkeit erfordert, um bei Restaurationen zu einem Erfolg zu gelangen. Restaurationen, die lange halten sollen, müssen verhindern, daß Zähne abbrechen, sie müssen die Vitalität unserer Zähne erhalten, sie sollen minimale okklusale Abnutzungserscheinungen zeigen, und sie sollen die Gingiva nicht verletzen, indem sie Infektionen begünstigen. Die Mechanik der Planung ist von höchster Wichtigkeit.

Abbildung 313

2. die geringstmögliche Beschädigung während der Behandlung,
3. die längstmögliche Erhaltung der Relationen,
4. eine minimale Abnutzung anstatt einer Selbstzerstörung,
5. keine Gleit- und Stampfflächen auf den gegenüberliegenden Kauflächen,
6. minimale Kontaktareale, selbst in Zentrik, und
7. eine maximale Kaueffizienz.

All dies erfordert eine harmonische Verarbeitung aller Anteile. Unsere zahnärztlichen Restaurationen müssen so angefertigt werden, daß ein Minimum an Störung zwischen gegenüberliegenden Teilen auftritt. Die Restaurationen sollen in Übereinstimmung mit der terminalen Scharnierachse, den Kondylarbewegungen, der Okklusalebene, der anterioren-posterioren und der lateralen Höckerkurve, dem vertikalen und horizontalen Überbiß der Frontzähne in Übereinstimmung mit den

Das gnathologische Ziel

Abb. 314 und 315 Die konservierende Behandlung der gleichen Patientin. Um eine volle Krone zu vermeiden, wurde vor vielen Jahren eine Teilkrone für den Schneidezahn angefertigt. Sie wurde später durch ein kosmetisch akzeptableres Material ersetzt.

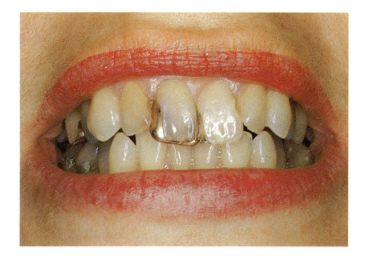

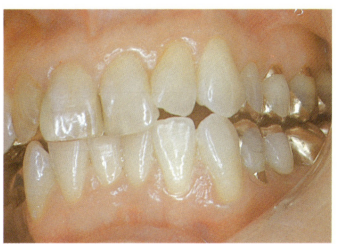

Abbildung 315

Kondylarbahnneigungen und der richtigen Relation der Überlappung der Eckzähne und Frontzähne arbeiten, und zum Schluß sollen sie Übereinstimmung der gegenüberliegenden Kiefer bewirken.

Beim Studium dieses Buches wird derjenige, der sich mit Zahnheilkunde beschäftigt, sicherlich feststellen, daß zur gnathologischen Behandlung des Kausystems viel gelernt werden muß. Der Studierende sollte sich jedoch der Tatsache bewußt sein, daß es sicherlich eine Reihe von Fragen offenläßt, die wir noch nicht beantworten können. Man kann nur hoffen, daß der Lernende seinen Teil zum verhältnismäßig begrenzten Wissen, das wir heute besitzen, beiträgt.

Sachregister

A

Abnutzungserscheinungen	84
Abdrucknahmeverfahren	11
Achsen – anteriorer Referenzpunkt – Ebene	33

Anteriore Führung, siehe Disklusion, anteriore.

Artikulatoren,
    Achsen-Übertragung in   14, 15, 16, 17, 25
    Daten-Eingabe in   22
    Entwicklung   86
    Genauigkeit   47, 71
    und Rotationszentren   36
    Unzulänglichkeiten   23
    Whip Mix Quick-Mount Gesichtsbogen, Relation zum   24, 25, 26

B

Behandlungsplanung   9–32
Bennett-Bewegung,   18, 20, 37, 80
    siehe auch Mediotrusion
Bißgabel   9, 11
Black, G. V.   101

C

Computer zur Bißregistrierung
    siehe Artikulatoren

D

Dentalmodelle,
    auf einem Artikulator montiert   15, 16, 23, 25, 96
    Datenkarte, Langlebigkeit   22
    Genauigkeitsüberprüfung   9, 12
    maximale Verzahnung   26, 27, 28, 30, 31, 32
    und okklusale Korrekturen   23

Zahnkorrektur im Artikulator   32
Disklusion,   84
    anteriore   51, 62, 64, 66, 73–100
    Aspekte in Hinblick auf Vorbeugung   91
    der Schneidezähne   98
    dritte Disklusionsphase   81, 83
    erste Disklusionsphase   81, 82
    organische   150
    posteriore,   52, 60, 61, 65, 66, 73–100
    – Definition   73
    – Auswirkungen   77, 78
    Ursache   77, 78, 81
    – Aspekte in Hinblick auf Vorbeugung   93, 94
    – Definition   73
    zweite Disklusionsphase   82, 83
Dreipunktkontakt   69

E

Eckzahnführung, siehe Disklusion, anteriore.

F

Fossae glenoidales   19, 22, 37, 39, 45, 46
Frontalebene   41, 45
    Tiefe   21, 40, 42, 43
    Variationen   78

G

gemischtes Gebiß,
    präventive Restauration   92
generalisierte Fissurenanlagen   84
Gesichtsbogen,
    Entwicklung   86
    Whip Mix Quick-Mount   24, 25, 26
Gleitbahn   67, 69, 74, 77

Sachregister

gnathologisches Ziel 149–159
gnathologische Studien, Entwicklung 149
gnathologische Behandlung 151, 152, 153, 154, 155, 156, 157, 158, 159
Gnathologische Gesellschaft 13, 149
Gnathokin 43, 44

H

Horizontalebene 41

I

Inlays,
    präventative 93, 94
    Zahnpräparation 101, 102, 103, 104
Interkondylärer Radius 41
Interkondylardistanz 36, 41

K

Kieferorthopädie 94, 95
kondyläre Eminenz 19, 20, 40, 42, 43, 44
kondyläre Führungselemente 98
Kondylarbewegung,
    Aufzeichnung 16, 17, 18
    bikondyläre Protrusion 79, 80
    Führung der Fossae
    glenoidales 22, 37, 39
    Grenzbewegungen 17, 19
    Horizontale Laterotrusion 35, 39
    Lateralbewegungen 35, 37
    Laterodetrusion 19, 47
    Lateroprotrusion 18, 19
    Lateroretrusion 19, 39
    Laterosurtrusion 18, 19, 46
    Protrusionen 16
    Rotation 16, 18, 19, 21, 33, 35, 36, 37, 39, 40, 42, 46, 47, 70, 80
    unikondyläre Protrusion 79, 80
    Zwischenbewegungen, 16, 17
    siehe auch Unterkieferbewegungen.
Kondylus, 45, 46
    Gesichtsbezogene Stellung – Zahn
    Relation 33, 35, 41
    Zahn-Relation zum 70

L

Lippen 77

M

Malokklusion, fortsetzende 10, 63, 69
McCollum, B.B. 101, 149
Mediotrusion, 37, 38
    Kontrolle der, 20, 21
    siehe auch Unterkieferbewegung, Mediotrusion
Munddiagnose 9–32
    außerhalb des Zyklus gelegene
    Testrelationen 33
    der Zentralokklusion 33
    diagnostische Tests mit
    leerem Mund 9, 28, 29
    exzentrische Testrelationen 33
Mundgesundheit 150
Mund-Rehabilitation,
    Fortschritt 10, 75, 76
    Behandlungsplanung 150

O

Okklusalfurchen-Richtung 21, 33, 34, 35, 36, 37, 39, 41
Okklusalebene 33, 40, 42, 43, 44, 74
Okklusalleisten-Richtung 21, 33, 34, 35, 36, 37, 39
Okklusion,
    Aufgabe 73
    balancierte 43, 97, 150
    Bestimmungsmerkmale der 33–47
    Definition, Stuart 112
    Einheit der 73
    Höcker-Fossa- 112
    Korrektur, 23, 24, 32, 49–71
    – exzentrische Relationen 54, 58, 59, 60, 64, 66
    – Frühkontakte 55
    – interokklusale Kontakte 55, 57, 58, 59, 60, 61, 62, 65, 66, 68
    – Schneidezahn Kontakte 58
    – Störungen 56, 57, 67
    – Technik 49
    Modell, siehe Okklusion, organische.
    neutrale 77, 79
    organische, 53, 150
    – Definition 9, 112
    – Teilprothese 98
    – Bestimmungsmerkmale der 33
    pathologische 84
    und die Scharnierachse 73
    zentrische, 26, 27, 28, 29, 31, 32, 54

Sachregister

- Eckzähne in zentrischer
 Okklusion 33, 69
- Höcker in zentrischer
 Okklusion 33, 68, 69
- maximale Interkuspidation 33
- Registrierung 15, 16
- Störungen 27, 30, 56, 57
- und die okklusale Korrektur 54, 67
Onlays, zur Vorbeugung 94

P

Parodontalerkrankungen 99, 100
präventive Restauration,
 gemischtes Gebiß 92

S

Sagittalebene 40
Scharnierachse 73
seitliche Verschiebung, siehe Bennett-
 Bewegung oder Unterkieferbewegung.
Serienextraktion 95
Shaw, D. M. 151
stomathognathen Systems, Duplikat 21
Studienmodelle 96

T

Taggart, W. H. 101
Teilprothese 154, 155

U

Unterkiefer
 Scharnierachse
 - Lokalisierung 12, 13, 24, 70, 71
 - Übertragung 14
 seitliche Verschiebung, siehe Mediotrusion.
Unterkieferbewegung,
 Anteriorverlagerung 28, 29
 Gleiten 67, 80
 Grenzbewegung 74
 horizontale Laterotrusion 41
 Lateralbewegung 35, 36, 37, 38, 41, 46
 Lateroprotrusion 39
 Mediotrusion 34, 35, 37, 38, 40, 42, 45
 Registrierplatten 16, 17, 18
 Registrierung 16, 17, 18, 71, 151
 Rotation 38, 39, 45, 46, 80

Transtrusion 21, 38, 40
vertikale Laterotrusion, 41, 46, 47
 siehe auch Kondylarbewegung.
Vorverlagerung 29, 31

V

Vertikaldimension,
 Veränderung 74
 Feststellung 26, 27, 30, 32

Z

Zahn,
 Abrasion 91
 Anatomie 84, 87, 88, 89, 90
 Anterior-Posterior-Kurve 44
 Ausgleichstopper 114, 115, 117
 Durchbruch 91
 Erhebungen 118
 Fossa 119, 120
 Frontzahn,
 - dentolabiale Aspekte 74
 - Disklusion und Restauration 81
 - Oberflächenform 81
 - restaurative Faktoren 81
 - Restaurationsmaterial 81
 Furchen, 116, 117
 - Entwicklungsfurchen 118, 119
 Höcker,
 - A-, B- und C-Kontakte 113, 114, 115, 116, 117
 - Höhe 21, 40, 42, 43, 44, 45, 46, 47
 - Okklusionseinheit 116
 - Scherhöcker 112, 113, 127, 128, 129, 130, 131
 - spiralförmige Anordnung der 84
 - tragende 112, 113, 115, 127, 128, 129, 130, 131
 - Spitzen 116, 117
 marginale Leisten 117, 118
 Okklusalfläche 74
 Zerstörung 67, 68
 Relation zum Kondylus 70
 Schließstopper 114, 115, 117
 Stellung im Schädel in Relation
 zum Kondylus 33, 35, 41
 trianguläre Leisten 117, 118
 Überbiß, 33, 40, 42, 56, 64
 - Frontzahn- 74, 84–100
 - horizontal-vertikal Relation 40, 41, 43

Vertiefungen	119	Kästen	101, 102, 103, 104, 108, 110, 111, 121, 122, 123, 133, 135, 136, 137, 138, 139, 140
Verzahnung	26, 27, 28, 29, 30, 32, 82, 87, 105		
zentrale Leisten	117, 118	Präparationswände	132, 133, 134, 135, 136
Zusatzfurchen	118, 119, 120	Prinzipien	101–120
Zusatzleisten	118, 119	Reduktion der Zahnsubstanz	105, 106, 107, 122, 123, 125, 126, 131
Zahnführung, Behandlung	73		
Zahnpräparation,		Retention	107, 108, 132, 133, 134, 135, 136, 137, 139
axiale Oberflächen	107		
Black, Verfahren von	101	Schultern	107, 108, 132, 133, 135, 136, 139
für Inlays	101, 102, 103, 104		
Furchen	107, 111, 132, 135, 136, 137	Stifte	107, 132, 135, 137
– Entwicklungsfurchen	101, 103, 104, 106, 107, 121, 122, 123, 124, 126	Stufen	107, 121, 132, 135, 136, 138
		umlaufende Abschrägung	109, 110, 111, 138, 139, 140, 141
gnathologische	121–147		
Höcker, Behandlungsplanung	128, 129, 130, 131, 132	zentrische Relation	74
		Zunge	77